孩子，我好想成為你最好的媽媽

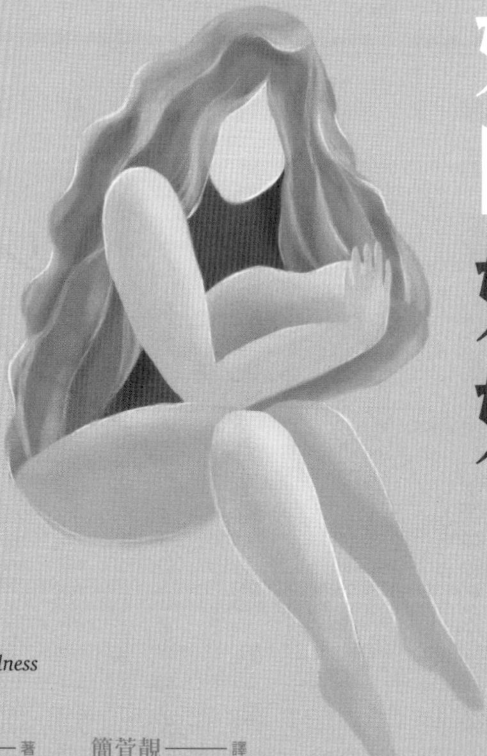

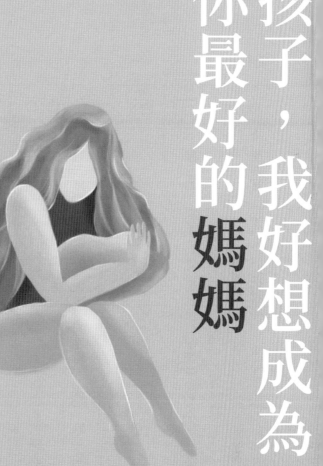

What Have I Done?

An honest memoir about surviving postnatal mental illness

蘿拉・杜奎爾——著　簡萓靚——譯
Laura Dockrill

目錄 CONTENTS

推薦序

一個母親的獲得與失落

楊雅筑／諮商心理師

這是一本非常值得閱讀的書，就像作者在書籍起始所書寫的，這可能是「一本差點無法被書寫的痛苦」，身心疾病對一個人的身體、心理、生活、工作等層面的影響，很容易被低估，這個低估來自於我們並不容易敘說身心疾病、不容易把身心疾病放在檯面上，彷彿哈利波特裡不能說出名字的「那個人」。即使我們並不想罹患癌症，但我們不太會羞恥於說出「我得了癌症」，但當我們「可能」有憂鬱症、焦慮症、恐慌症等等，僅僅是「可能」，我們或許都會很難面對自己身心感到痛苦的情況，更別說，願意嘗試把自己的身心疾病和極其痛楚的過程表達出來，因為，這個社會似乎還沒準備好，接納我們的心靈可能和身體一樣，會承受極大的煎熬和痛楚。

一個人成為母親的過程，經驗了身心劇烈變化，她必須把自己的器官、身體撐大來容納、孕育另一個生命，她必須捨棄原有的生活、工作、社交、健康、身形體態等，來成為一個母親。成為母親不僅僅是一個「獲得」的過程，同時間也呈現著「失落」的過程，但卻可能在「母職」被神聖化的過程中，被稀釋和忽略了。這是很難在社會、文化、價值觀當中被攤開、被理解和正視的，若再加上身心疾病的汙名化，這些痛楚就更難被言說，更難被看見了。當這些事無法被敘說，就失去了療癒的機會。這本書的出現，正恰好真實地補足了這一大缺口。

因此，當我閱讀到這本書時，我很感激它的出現。我想這本書不僅僅是闡述了作者本身的生命經驗，更是把整個社會裡，無法被言說的——作為一位母親、一位不完美的母親、「失格的母親」的痛苦和自然，真實地被攤開和被理解，讓那些無法被表達、無法被看見——在「母親」角色背後的，作為一個人確切存在的憂傷，可以被接納和照顧。她們可能是我們的姐妹、我們的好友、我們的母親、我們的女兒。

當我們有機會，把作為一位母親如實的樣貌呈現出來，我們才有機會去看到和理解——「原來，作為一位母親會感到痛苦是自然的、是正常的」，並非當我們「成為」了母親的瞬間，我們就會自然而然地感到快樂、欣喜、滿足，而能一步即刻到位地「完美勝任」母職。

學會「自我疼惜」與自我療癒

讀這本書，不見得是一個愉悅的過程，但能幫助我們真切地看見、理解和接納我們作為一個人真實的樣貌，而療癒往往來自於我們願意看見我們的傷口，願意用生理食鹽水，輕柔地清洗傷口，讓傷口上的髒汙、細菌可以被除去，讓傷口可以呼吸、可以被照顧。就像是一個自我療癒和照顧的過程，幫助我們練習自我疼惜（self-compassion）——在成為一位母親之前，我也是一個人，去除社群軟體過度美化的濾鏡或社會文化媒體過度神化成為母親的想像，用一個更貼近人性、如實而自然的眼光，來重新看待和照顧自己。我們當然有可能深愛著我們的孩子，但同時也很有可能存在著——即使我們耗盡全力、全心全意愛著我們的孩子，也不一定能成為一個完美的母親，因為，這世界上真沒有完美的人，我們僅僅是一個人、一個不完美的、會感到脆弱無助的人，這是正常也自然不過的事。

當我們可以如實地看待、接納自己時，療癒就開始了，我們可以練習做自己的至親好友，給予自己更多寬容與耐心，當痛苦來臨時，可以輕柔溫和地對待自己，不責備、不評價、不攻擊自己，我們可以練習拍拍自己，告訴自己「沒關係，雖然我不完美，但我仍然可以做一個足夠好的媽媽，因為這世上沒有人是完美的，我也是，這是很正常的」。閱讀時的眼淚，也可以是我們療癒自己、療癒這個社會的生理食鹽水，讓我們一起打開這本書，看見作為一個母親真實的樣貌，看見身心疾病真實的經歷，看見——這是在我們身邊、我們身上真實發生的事，讓我們成為這個社會友善的窗口。

最後，如果你在這本書裡看到了自己，不需感到害怕和羞恥，願意尋求資源協助其實是相當勇敢的，產後經歷到情緒低落的情況其實是相當普遍的，人生經歷如此劇烈的變化，會受到情緒波動和困擾是相當自然的反應，依據台灣衛福部國健署資料顯示，約有三成至八成的女性會經驗到產後的情緒低落，國內研究也發現台灣北部地區有高達四二・六%的婦女曾出現產後憂鬱症狀*。

---

* Chen, C. M., Kuo, S. F., Chou, Y. H., & Chen, H. C. (2007). Postpartum Taiwanese women: Their postpartum depression, social support and health-promoting lifestyle profiles. *Journal of Clinical Nursing*, 16(8), 1550–1560.doi:10.1111/j.1365-2702.2006.01837.x。

如果妳自產後開始出現以下項目達（含）五項以上、幾乎每天且持續時間超過兩週以上，甚至影響妳的生活、家庭，建議妳尋求專業醫療資源的協助：

- 心情低落
- 對事情明顯提不起興趣
- 體重減輕或增加
- 睡不著或睡得更多
- 動作變慢或因不安而做更多事
- 疲累或失去活力
- 覺得自己沒有價值或有罪惡感
- 思考變慢或無法專心
- 出現想要傷害自己的想法
- 害怕傷害小孩
- 焦慮

以上資訊僅為協助妳初步了解自我身心適應情況，並不代表妳確切的身心狀況診斷，有相關症狀請就近尋求各大醫療院所醫師協助，由專業醫師提供妳專業的醫療諮詢與評估，探討是否需要進一步醫療資源協助。

妳可以就近尋求醫療與心理衛生資源，如：各醫療院所婦產科、小兒科、身心科等，或是各縣市衛生局均設有社區心理衛生中心。當我們能及早發現、及早治療，通常預後都是相當良好的。

作者序

一本差點無法被書寫的痛苦

這本書本來幾乎沒辦法誕生。

因為回顧這些痛苦與混亂，真的差點把我逼到絕境。這段過程充斥著對這一切撕心裂肺的質疑，以及許多令人捏把冷汗的糾結，我從中見證，而且無法忽視。創傷讓人脆弱，羞恥亦如影隨形，我變得像是心理健康糾察隊之類的角色，拚命想要辨識與排解任何可能導致發病的瑣事，小心翼翼地呵護著脆弱的平衡。書寫自己的產後憂鬱歷程，就像蒙著眼睛走進地雷區一樣。

也許妳當媽媽的第一年，就跟預期中一樣，但我不然——生孩子幾乎毀了我的人生。但，我很快就發現自己並不孤單，很多女性都多少有過類似經歷，**許多媽媽覺得自己的人格跟著孩子一起被推出體外了，她們因此失落徬徨，試著努力把過去的自己找回來。**

關於這些，從來沒人警告過我們。

成為媽媽這段路，有太多超出我能經歷的事，流產、早夭、因醫療原因終止妊娠、領養、代理孕母、不孕症、試管嬰兒……。我認為自己是幸運的。能擁有一個孩子是幸運的事，我知道自己是站在這樣的幸運條件上寫作這本書。我不是要故作清高，只是希望利用自己的身分與狀況，呼籲大家關注產後精神疾病：我是一個中產階級、健康的白人女性，伴侶支持自己，家人住得不遠，而且英國的醫療照護系統比世界多數國家好很多，在這裡懷孕與生產一般來說都很安全。我們該問的是，**讓妳成為媽媽的關鍵到底是什麼？至少我知道，並不是只要懷孕生子就是當媽媽**。我花了很長的時間才理解到自己是媽媽了——事實上，我到現在都一直還在試著理解。

產後精神疾病背負汙名，所以許多人怯於發聲。這種女性的健康經歷應該引起更多廣泛的討論，所以我分享自己的故事，希望在這些討論中加入我的聲音。

為了康復，我需要各種幫助：藥物、精神科醫師、心理治療師、助產士、英國國家健保局（NHS），以及親友的大力支持。我的另一半雨果說，**如果要他對我們這段經歷給一個建議，他的建議就是：說出來。把自己現在的遭遇說出來**。所有心理問題面臨的難題，都是如何尋找正確字眼來描述妳所經歷的一切。所以，請相信妳親愛的親友，與他們談談——他們比誰都更了解妳，知道妳是什麼樣的人。

本書內容可能會觸動某些讀者的敏感神經，如我所說，這裡到處都是地雷！生下兒子之前，我從來沒經歷過任何精神問題或疾病，所以我非常清楚精神疾病不長眼睛，可能發生在任何人身上。沒人可以保證免疫。受害族群範圍寬廣又多元，我們全都無法置身其外。

如果妳覺得本書讀起來很痛苦，請尋求協助，為自己的健康負責並不是示弱。**一個人能做的最勇敢的事，就是求助。**

前言

陷入瘋狂的母親節

那是我的第一個母親節。

我獨自醒來，躺在陌生的床上，床單還是漿過的，我滿心困惑。房間很像辦公室，不過多了一點「居家味」，介於商務旅館與病房之間。乳白色牆面配海軍藍地毯。有洗手台。有鏡子。有衣櫃。有桌椅。有電視。有個小五斗櫃。有浴室。有一幅裱框照片，是熱氣球在田野中飄向藍天的照片。

但是沒有雨果。

房門半開，一隻眼睛往門內瞄向我，我不認得那張臉。

我在流血，傷口還沒癒合，感覺乳房漲痛得快爆炸。

「這是地獄裡的旅館嗎？我是不是做了什麼該下地獄的事？還是這是什麼豪華的監獄？療養院？」

那種感覺像是剛從一片黑暗中重返人間——好像我已經斷片了一個月，然後自問：「我昨晚到底幹嘛去了？」而且這種感覺還放大了一百萬倍。我陷入那種「要為我做過的所有事情向眾人道歉」的恐慌感，覺得自己該打給手機通訊錄裡的每一個人。但我還來不及反應，那些我努力抗拒的感受又通通湧上。經過幾小時美好的深眠，那些陰魂不散的思緒，毫不客氣地再次翻攪上來，而我能做的只有躺在那裡，盯著天花板說：「噢不！天哪！天哪！」

我知道我得殺了自己，但我真的不想，而且也辦不太到。這是間防自殺房，三層玻璃窗緊閉著，用工業用鎖狠狠鎖上。電視緊緊鎖在牆上。充電線、檯燈等所有電線都整整齊齊地綁了起來。感覺就像在一部三級殭屍爛片開頭醒來，然後發現自己就是主角。

我看著收束整齊的電線想著：「哈！你們真可笑，我根本就沒有想要用這個方法啊。」但我之所以待在這個地方被人注視著，就是因為我有這種想法。

事實上，我挺確定那天晚上有人跟我一起坐在房間裡，看著我睡覺，彷彿他就只有這個任務在身。我一定有請某個人坐著陪我，因為我太害怕自己了。我想要安全感。

一位護理師走進房間。我無法鼓起勇氣看她，覺得自己像個孩子。不對，比較像從非洲草原被抓來的野生動物，裝在漆黑的貨櫃裡運到動物園，剛剛才被放出來。這就是我現在的生活了。

「蘿拉，想吃點早餐嗎？」

我毫無胃口，但還是點了炒蛋配吐司，因為我這幾天在醫院都吃這個，而且這讓我想起家。我太渴望能讓我想起自己是誰的事物了——或者讓我想起自己「曾經」是誰。

我說了謝謝。我必須有禮貌，必須好好跟這邊配合。

炒蛋裝在米色的輕巧木托盤上送來，一旁放著塑膠刀叉。我虛弱、遲緩、麻木到不行。我慢慢爬到椅子上，頭上裹著羽絨被，雙手顫抖。我不想讓護理師看到我的臉，這樣很丟臉。我渾身充斥著罪惡感、厭惡感、醜陋和赤裸。連吃都讓我覺得噁心，好像我根本不值得吃那些食物。我吞下炒蛋，它們像黏土塊一樣滑入喉嚨。

一個月前我還享受著前所未有的快樂，現在的我卻徒具空殼。另一位護理師走進來拿藥給我，但內心深處的我卻差點為這不真實又老掉牙的惡夢失笑：一個人在精神病房裡醒來，完全搞不懂自己為什麼在這裡，接著和善的護理師走進來哄妳：「該吃藥囉——」

天哪，我究竟做了什麼？我只不過生了個小孩，然後，我就發瘋了……

第一章

生產的痛苦從來不是祕密，那內心的痛苦呢？

我人生中最糟糕的一段，
竟然是孩子出世的時候，
要承認這件事實在不容易。

01 我孩子的誕生，就是我的死亡

如果生產和育兒是世界上最自然、最普世、最平常不過的事，是所有女性自古以來就在做的事，那為什麼沒人告訴我們，生了孩子以後，很有可能覺得自己再也不是自己了？還可能會瘋掉？搞不好還再也回不來了？

我們都太清楚懷孕與生產帶來的肉體變化與痛苦——我的意思是，打從即將脫離童年、步入月月見血的青少女時代起，我們女性就一直在面對疼痛（有些人還對此羞愧不已）。這種痛苦不是祕密，但內心的痛苦呢？

最近我朋友說：「妳孩子的誕生，就是妳的死亡。」我真想為他的誠實獻上一個吻。

02 社群軟體上的慶賀，對我只是謊言

二〇一八年三月三日，兒子出生大約三週後，我在社群媒體上面貼了一張自己的照片。照片中的我在餐廳裡，微笑著，嘴唇上擦了我的亮粉色唇膏，一手驕傲地舉著一杯慶祝香檳。

我寫著：「嘿大家，猜猜發生什麼事……我當媽媽囉！」

那張照片完全就是個謊言，我清楚得很。我只是假裝在做自己、對自己說謊，那張照片完全看不出我有多害怕，害怕全世界，連最微弱的一點聲響都能讓我魂飛魄散。我害怕我自己、我的寶寶，以及我可能會做出什麼事。照片完全看不出來，其實我偷偷渴望和雨果跳上火車，到某個遙遠的地方，永遠不要回來。

照片貼出來六天後，我被送進精神療養院。

03 那些媽媽的確做得很好，但妳不需要

我人生中最糟糕的一段，竟然是孩子出世的時候，要承認這件事實在不容易。

我們都看過這些畫面：

Instagram 上面的某個媽媽，穿著酷炫的豹紋緊身褲配 Nike Air Max 球鞋，大紅唇綻開一抹微笑。天哪，那是彩繪指甲嗎？她的生活已經回到正軌了！她在筆電前面擺拍賺錢，胸前的背巾背著七個月大的寶寶，文字寫著：「其實我都在做以前做的那些事，只不過現在多了寶寶一起。」

或者，某個媽媽在混合健身課上拿寶寶來做重訓，或在遊樂場繞著盪鞦韆做波比跳，旁邊六週大的寶寶坐在嬰兒車上皺著眉頭看她，一臉「媽，妳還好嗎？」的表情。

或者，某個媽媽和閨密一起喝香檳吃蛋糕，或是產後回診的兩週前，放閃宣告今天是和老公的「約會之夜」。媽媽穿得下孕前的舊衣服、媽媽在做紙糊小豬撲滿、補充足夠水分、刮腋毛、念睡前故事、去聽演唱會、玩躲貓貓。媽媽在追最愛的電視節目、看布克獎得獎書單、當稱職好友、做健康好吃又省錢而且八成是素食的料理、做回收、給寶寶按摩、消毒。媽媽準備丟掉孕婦內褲，雖然這才是她真心喜歡的內褲；媽媽在報稅、遛狗、捐款做慈善、做冷凍香蕉、學日文，還有……快看哪！媽媽在英國碎片塔（The Shard）上玩繩索垂降，而且還有時間寫篇體驗文抒發感想！

沒錯，有些媽媽什麼都做得到，而且真的做得很好。但為什麼我們要覺得自己也得全部做到呢？而且社群媒體上看到的也有可能是謊言，我怎麼知道？因為我也是共犯——對不起。

但有的時候，仔細看看那些看似尋常的照片，會發現真相就在照片裡一覽無遺。淡粉色洋裝與凸眼娃娃背後，混著洗衣粉的香味、搭配可怕的搖籃曲調，瀰漫著一股家庭恐怖片場景的味道。主角驚恐掙扎地自問道：「我到底要拿這個需要我的東西怎麼辦才好？」「我連自己都照顧不好了，要怎麼照顧他？」「我是誰？我去哪了？為什麼沒人告訴我事情會變成這樣？」

但是沒有時間了。寶寶需要妳，不是妳媽、妳阿嬤，或是住在九十七號的潔妮絲。是妳。但如果妳人就是找不到該怎麼辦呢？如果妳不見了呢？

我回想起懷孕時坐在地鐵裡的我，驕傲地別著好孕胸章，我會對車廂裡推著嬰兒車的媽媽微笑，她們從不回我笑容。有一次我在維多利亞車站，看著一位媽媽扛著嬰兒車走下停運的電扶梯，她對我說：「他們住在裡面比在外面好。」現在我懂她的意思了。

現在，我常在公園附近巡邏扮演「產後警察」，望進每一雙懷孕媽媽的眼裡、觀察她們的一舉一動。「嗯，看得出來寶寶不錯，那妳怎麼樣呢？」

04 遇到一個能陪我熬過一切的人

十四歲時，我和雨果是最好的朋友。暑假時我們有時候會約在宛茲沃斯公園（Wandsworth Common），躺在草地上度過漫長慵懶的一日，一起喝利賓納果汁和啤酒，或在朋友的超大跳跳床上蹦蹦跳跳。我們多數時間都拿來逗彼此開心。傍晚，我們會講電話，為對方編錄自製選輯錄音帶。我們像雙子一樣形影不離，就像 Kappa 商標上的兩人一樣背靠背坐著。

他來參加我媽和繼父的婚禮，我參加他媽媽的葬禮。結束後，我倆手牽手走回他家。雨果是我遇過最美好的人，看著他承受這麼多痛苦，實在讓我難以負荷，但卻無能為力。他優雅地默默哀悼著。我們在他床上聽了好幾個小時的音樂，剝小橘子吃，一邊撫摸他的貓，捲捲。我們寫信給對方。

我們會開玩笑說如果找不到對象的話，要跟對方結婚（但我們根本不想找對象），然後生孩子。我們幫未來的孩子取名字，設計我們未來的家。喝醉。和對方的朋友接吻。我們意外愛上彼此，卻從來不跟對方提起。什麼事也沒發生，二十歲時，我們就分開了。

十年過後我們重逢，開啟了名符其實的戀愛。有十年的光陰得補回來。我們徹夜不睡，整晚喝酒、跳舞、唱歌，念東西給彼此聽，看過所有的愛片，吃遍口袋名單裡的所有餐廳，告訴彼此一件又一件的蠢事。我們填補空白、自我剖析、大笑、親吻。一切既荒謬又合理。我們變成了夜行性動物，傍晚在城市裡遊走、打鬧，見對方朋友、喝更多的酒、講更多的話，腎上腺素在血管裡流竄。黑暗中，我們在公園裡奔跑，凌晨三點吃晚餐。白天，我們臉碰臉睡著。

我們掉進了世界的暗門裡，沒人能找到我們。雨果彈吉他，我為他念詩，浪漫到有點噁心。我們穿彼此的衣物，用同一支牙刷，想法一樣，關心的事也一樣，為一樣的事發笑，連髮型都剪成一個樣！感覺就像我這輩子都穿鞋到處走，突然換上另一雙鞋後，就發出驚呼：「喔喔喔！原來穿鞋的感覺是這樣啊！」我們就是這麼合拍。

我們擁有的不多：睡在借來的床上，連台電視也沒有，坐在我最好朋友的舊沙發上，用燙衣板和兩張花園椅充當餐桌椅，但我們卻那麼、那麼地快樂。

六個月後，我們去摩洛哥度假後，我懷孕了。

我知道看起來實在太早，但我一點也不害怕。這是對的事。不，這是世界上最好的事。如果雨果和我沒有認識這麼久，應該無法熬過後來這些事。

05 第一次與超音波中的寶寶相遇

我的孕期是場美夢。那時我驕傲又興奮、美麗而強大、創意滿點、工作超有效率。

那時我已準備好要盡力不做準備。沒有閱讀大量書籍，但也懂得夠多，不至於對一切毫無頭緒。我們沒有把約翰路易斯百貨（John Lewis）整層商品通通搬回家。我也不想辦產前派對。沒做生產計畫，因為雖然有些人覺得這很重要，能帶來安心與力量，但對我來說，那就像在為前進焦慮國度寫指南一樣。我聽過夠多故事，了解生產很少按照計畫走。所以我們保持心胸開放，相信自己的直覺，等時間到了再好好照顧自己。

我們也開始省錢，這樣寶寶出生後才能休假陪他。這是我人生第一次好好放鬆，並感到自己是這麼珍貴、重要且必要的存在。我每天都過得很有意義、覺得自己用心過日子，且心情愉快；那感覺就像身邊有著土星環般的保護環，跟著我走來走去。沒有任何事情能傷害我。我不會感冒。不會跟朋友鬧翻。世界上沒有殺人犯。壞事不會發生。我感覺沒有任何事能影響我，感覺到孩子在肚皮下翻滾時，我等不及想和他見面了。

第一次透過螢幕「相見歡」時，我們找不到他在哪。超音波技術員在我光溜溜的肚皮上追著寶寶跑，試著讓我們瞧一眼小小的寶寶，就像在追蹤大腳怪一樣。我突然體會到，這是一個真實的人類，有他自己的生命。

技術員又試了一次，這次改做陰道內掃描，突然間，他就出現了。一隻低解析度的黑白外星蝦子，還有很大聲的心跳。連護理師都說：「哇，心跳很有力喔！」他像被一團海綿狀的物質圍繞。可憐的小傢伙，臉都被那些東西給壓扁了。

「那是什麼？」我問。

「呃……妳是不是有便秘？」護理師臉紅了。

「喔……」我臉更紅。很有趣，人會去想像人生中的大事，比如第一次看肚子裡寶寶的超音波，但結果卻總是跟預期的畫面不太一樣。

我以前很討厭黑暗，現在卻期待半夜醒來，全世界只剩我和我的大肚子。吃碗加了楓糖漿的麥片粥，來點花生醬貝果配電視，然後再躡手躡腳爬回床上。鑽進被窩，加上毯子和襪子。雨果的手臂落在我越來越大的肚子上。

那是我人生第一次感覺自己擅長做某件事。感覺自己不是個冒牌貨、或毫無頭緒亂搞一通、或等著別人同意、或說服別人我可以、或等著被抓包，因為我知道這就是屬於我的經驗。沒有人能告訴我該怎麼做，因為我的身體已經在做了。

現在回頭看那個天真的自己，坐在沙發上吃那碗麥片，我真想抱抱她。光是想起這件事，我就想哭，因為那個懷孕中的我，絲毫不知道接下來即將要面對什麼。

06 七嘴八舌的善意，四面八方的恐慌

社會對於即將臨盆的媽媽有很高的期待。感覺好像女人肚子裡有顆種子，一懷孕就會開花結果；大自然會接管妳的身體，妳身為人母的直覺就會開始運作。妳相信自己將會知道該怎麼做。

想像中，這個「大自然版本」的我，身穿輕柔長裙，光著腳輕步飄來飄去，手上叮叮噹噹地戴滿手鍊，美人魚般的長髮上別著從我家草坪摘來的鮮花。我會繫上踝鍊，也許再配個腳戒。我會把洗好的衣服掛上曬衣繩，用真的木夾固定。我會變成一幅文藝復興時期的畫作：豐潤而幸福、在一團絲綢裡伸展體態，我的寶貝，一個圓滾滾的小天使，正在我懷中吸奶。當然，我會突然懂得怎麼烤出一顆顆完美的麵包、煮出一碗碗飽滿的米飯。我會對著店裡所有人大吼，他們會乖乖聽我抱怨，因為我是位媽媽。

他人會從我身上得到鼓舞。聽到其他媽媽說覺得很困難、做不來，我會想：那是因為妳不是我。我生來就是要做這件事的，我會掌控全場。畢竟我可是比當年我媽生我時大了十歲。沒事的啦！

我發誓自己沒有在做不切實際的幻想。我對於自己可能得面對什麼，還算有概念，因為朋友有小孩，我也一直有在幫人看小孩賺零用錢。我做過很多保母工作，還在兒童育樂中心上班過。家裡有一個弟弟、一個妹妹。我寫童書賺錢。**我完全沒有誤以為一切都會很輕鬆。**

我早就被警告過了，而且還有那些第三方建議：「可能會長痔瘡喔。」「醫院可能會給妳的妹妹剃毛喔。」「比起強制醫療介入，自然產對建立母嬰關係有效多了喔。」「可能會一邊生一邊大便喔。」「妳的下面會面目全非喔。」有人還跟雨果說：「兄弟，千萬別站搖滾區，會像看著自己最愛的酒吧被燒掉一樣喔。」

「一次睡個飽啊，等寶寶來了以後，就再也睡不飽囉！」「寶寶睡覺的時候記得跟著睡喔。」「親餵最好。」「千萬別把寶寶帶到自己床上，那是自討苦吃啊。最晚從六個月大起，就該讓寶寶睡在自己房間了。」「妳會沒有自己的時間喔！」「妳會和伴侶吵架。」「寶寶會哭個不停。」「乳頭會很痛。」「妳的胸部再也回不去了。」「跟牛仔褲說拜拜吧。」……

各種讓人焦慮的說法從四面八方撲來，人就是忍不住愛給意見，雖然立意良善，但只是把坐在育兒這台焦慮雲霄飛車裡的妳，越推越高，讓落地更加恐怖而已。

生兒育女不再是經驗，而變成一種威脅，警告妳任何一丁點的錯誤決定，都會給孩子的

未來造成負面影響。

我的肚子大小被拿來跟任何一個人比較；有人會說他伴侶的祖母英勇生下三胞胎，生的時候人還站在玉米田，根本沒有什麼止痛藥，還自己用牙齒把三條臍帶咬斷。

恐慌來襲。要是我得靠醫療介入，大家會怎麼想？我要怎麼一次睡到飽？那叫做昏迷吧？我是不是動太多了？還是太少？我是不是應該繼續工作？吃美乃滋的時候是不是不小心吃進生蛋了？泡泡浴是不是用錯了？懷孕的時候用泡泡浴安全嗎？我的洗澡水溫到底多高？家裡有室溫計嗎？自討苦吃到底是什麼意思？

我開始懷疑自己是不是真的想成為媽媽，於是盡力在沒做什麼準備的情況下做好準備。

07 同病相憐的母親

自從發現自己懷孕後，我常想到媽媽。姐姐和我從小到大對她的記憶不多，大部分的回憶都跟爸爸有關。跟媽媽有關的印象一直在變動，像看著腦袋裡的超八釐米底片快速撥放，影像模糊重疊，像碰到水就化開的墨水，像羽毛。我看見迪斯可燈光下閃過一團金色長髮，包圍在五光十色之中。她是團煙火，用沙啞的聲音尖笑著。

印象中的女人狂野奔放、伶牙俐齒、想像力非常豐富，堅強而充滿力量。她跟得上我朋友爸爸們的唬爛和粗野玩笑。她對所有事情都有興趣。喜歡幽靈列車與魔術、二手市集、昆蟲動物、麻辣食物，愛喝啤酒、愛聊天。大家都知道她聰明反應快、永遠不做人手下敗將、有自信、幽默慷慨、誇張瘋癲、浮誇脫序、好勝。

我們很喜歡她。但她不是那種媽媽型的媽媽，我小的時候很不能接受。小時候她幾乎都在工作，而且很投入。她的思考非常自由，沒人能夠框限、定位她。我總是落在後頭，努力試著跟上這隻蝴蝶，想看清楚她到底長什麼樣子，但我從來追不上。我會坐在車子後座，看著前面的她對著化妝鏡上妝，想著：「妳到底是誰？」

我想要正常的媽媽。我想要她幫我在運動褲上繡名字，由她親手幫我準備午餐，由她來接我下課回家。我想要她有個醫藥箱，幫我的膝蓋傷口貼繃帶，在上面親一下讓它趕快好起來。我想要她幫我在門框上標註身高，想要她讀床邊故事，想要她幫我編頭髮、哼歌給我聽。但她不是那種媽媽。她沒跟我們解釋過月經和性是怎麼回事，倒是教過我們怎麼煮咖哩和辣醬；她以身作則示範如何做個女性主義者；她教我們如何有創意，教我們對話的藝術，教我們道德與原則；教我們為自己挺身而出，要勇敢且珍惜自己的獨特性。

後來，我二十歲出頭時，才知道她生下小兒子、也就是我的弟弟海克特之後，產後憂鬱症發作，但不知為何，我並沒有太驚訝。這麼說來很合理，很多童年的空白都說得通了。但直到今天，我一直覺得自己像偵探一樣蒐集線索，想解謎我這神祕的媽媽，因為她是個美麗又複雜的謎團。獨一無二的一個。

我記得一些片段：她三不五時躺在床上，房裡烏漆嘛黑。我記得爸爸（從那之後他們就分開了）會照顧我們，過得幾乎像個單親爸爸。他會泡一杯又一杯的熱茶，叫我們穿過走廊拿給她。我會小心地端著馬克杯，努力平衡以免茶灑出來。我那開朗神奇的媽媽變得冷漠衰弱。我記得她老在講電話，穿著一身髒浴袍對著話筒哭。她會黏在電腦前打好幾個小時的遊戲。我記得她有一次尖聲大叫，像摔角選手一樣撕爛自己的睡衣褲，鈕扣四處噴射。鄰居不時幫忙照顧我們。我還記得她和海克特黏得不得了，他一直到七歲左右都跟她睡同一張床。

她對我們的愛很嚴厲，我以前很討厭，但現在知道那時的她像母獅子一樣。我們被培養出韌性。我以前會怪她，討厭她那麼愛工作，但現在知道那是因為她想讓我們過得更好。她負責賺錢，爸爸負責顧家。她想對我們有所啟發，但也或許是，她想好好活下來——她努力工作，因為那就是她擅長的事。

記得有次吃晚餐時，我跟她說小時候對她的記憶不多，結果她很難過。這是我成為媽媽前發生的事，那時還不知道這樣說會讓她多受傷。我不想跟她說，我只能透過照片，證實她以前真的在我們身邊。她說我們還小的時候，她並不喜歡和我們一起，但長大後她很愛我們，我們是她的朋友。我們的確是。我現在才知道，她最好了。

但媽媽並不覺得自己很厲害；她很少主動談起海克特出生時的事。一直到我自己也病了，很多人才告訴我，以前她的產後憂鬱症有多糟。據說她會四肢著地，在走廊上爬。她整天都被困在自己的腦袋裡，一刻也不得放鬆。我可憐的媽媽並沒有接受診斷，就這樣痛苦了一整年，還有兩個女兒要照顧，身上沒多少錢，身邊一個親人也沒有。她說她還記得自己從黑暗中走出來，第一次自己剪了頭髮，想著：「天哪，我不焦慮了。不憂鬱了。我不相信。」然後那一切就結束了。

我問爸當時情況如何。他說：「不記得了，我把那些都忘了。總之那時的她就不是那個她。」

有些生物學說法確實提過，產後憂鬱症可能會遺傳。有趣的是，媽是領養來的孩子，她很以此為榮，說那是這輩子發生在她身上最好的事，讓她成為現在的她。我們曾經會開玩笑說她是暴龍和鯊魚生的。她從來沒看過她媽媽，但似乎也不太在意。我們沒辦法追查當年我的親生奶奶是不是也有產後憂鬱症（或是不是真的是隻暴龍）。

媽媽和養母也不特別親。她對生母沒有印象，沒有傳統的育兒模範可循，就按自己的方式養孩子。但，媽媽的生母有沒有產後憂鬱症呢？有沒有可能就是因為這樣，所以媽媽才被領養呢？

08 四十週響起的心跳聲

懷孕初期，我告訴助產士我媽曾有產後憂鬱症。她看起來不怎麼擔心。

我說：「想到要把寶寶推出去，我就很害怕。」

助產士說：「相信我，等到四十週時，妳絕對等不及想把他推出去了。」

這時一切都很好。我身體健康，笨手笨腳地做尿液取樣。他們幫我做抽血檢驗，結果顯示我是低風險的正常孕婦，沒理由懷疑可能出什麼差錯，不太可能會產生併發症。

但隨著孕期拉長，我的血壓不斷升高，後來變成每次手臂一套上魔鬼氈，我就開始焦慮。甚至因為這件事，我開始害怕與助產士會診。

接近四十週時，大家一直跟我說我的肚子異常地小。他們好像不相信寶寶已經幾乎足月了。我跟助產士說我很擔心，但她幫我量了量後，表示一切完全正常，孩子非常健康。

但她確實擔心，因為我的血壓一再飆高，她叫我去醫院檢查一下。

「不過記得帶點零嘴，」她說，「會等很久。」

我和雨果真的在醫院走廊上等了很久。我們遇到一位可愛的兩歲女童，她在雨果手上貼滿貼紙，我們興奮期待肚子裡即將見面的新朋友。女童的媽媽挺著大肚子在對面等待區，給我們一個疲倦的微笑，感謝我們幫忙逗小朋友。我愛看雨果跟孩子互動。他自在、有趣、溫暖且溫柔。雖然兩歲女童還不會說話，但他們兩個似乎心意相通。看他們玩在一起，讓我感到快樂。我覺得我為孩子做了一個正確的決定：選擇雨果當爸爸。

接著，我被接上檢測儀。我和寶寶的心跳像野馬般狂奔。護理師鼓勵我「放輕鬆」（他們都愛這樣說，但最好可以啦！），雨果去販賣部買飲料給我們，留下我一個人，剩下我跟寶寶的心跳。

那天倫敦天氣很好，我看著閃閃發亮的河面，下方人影都小小的。陽光透過窗戶輕吻肚皮，一切顯得寧靜。馬兒停止奔騰，我們的心跳安穩下來。護理師向我們保證一切正常，然後我們就回家了。

到了四十週，一切都好。雖然已經足月了，但第一胎晚生也是常有的事。當年我媽晚了三週才把我生下來。醫生問要不要幫我「環掃一下」，但都到這個節骨眼了，只要能安全把寶寶弄出來，我一律說好，於是他們拉上床邊布簾，脫下我的點點貼身褲。

「環掃一下」可沒有聽起來這麼輕鬆，千萬別被笑咪咪的產科醫生給迷惑了，這可不是一二三東揮揮西掃掃這麼簡單。醫生會給你上潤滑劑，把手指伸進下體裡面，試著把羊膜囊（也就是寶寶待著的地方）與子宮頸分離，刺激分娩陣痛來臨。那是很不舒服、高度侵入性的過程，而且比做子宮頸抹片更痛。

醫生向我道歉。「對不起，我的手蠻小的。」

已經做了嗎？這樣讓醫生上下其手，我已經算是「非自然生產」了嗎？我試著深呼吸，不去想這整件事。那只是第一次，後來又掃了四次。

09 超過預產期兩週的焦慮前奏

我媽興奮得要死、熱心支援。她買了浮誇的嬰兒車、高級安全座椅，還送我一整盒雪白色的寶寶背心。她買了真正的羊毛帽，以及超可愛的灰底白星星包腳衣，讓寶寶出生後可以穿著回家。她說：「**生小孩最痛苦的不是生下來的時候，而是他們會把你的心灌進滿滿愛意，很難承受。**」

有天門鈴響起，送進門的是一箱又一箱的尿布，一大條屁屁霜，和一堆嬰兒濕巾。媽傳來訊息說：「妳小時候我們不是總能買得起尿布，但我希望妳永遠不必擔心這個。」

她還送了我一包全世界最大包的食鹽，叫我生完小孩後應該拿這泡澡。一直到現在，都沒有其他人給過我這種建議。我知道她有時會迷信偏方，但一般來說，人不是都不想要「在傷口上撒鹽」嗎？但我還是把那包鹽收著，烤薯條可以用。

情人節來臨，我坐在粉紅色的大瑜珈球上彈跳，一邊看喜劇《我們的辦公室》（*The Office*）。預產期已經過了將近兩週了，我睡得不太好。

我開始進入築巢期，但不是身不由己地自動展開產前準備，而是因為我覺得差不多該感應到這股傳說中的神奇力量了。腦中有個聲音，像個亢奮的足球教練，提醒我寶寶出生後我就沒有自己的時間了。我做了成堆的素食牧羊人派和起司通心粉丟進冷凍庫、給水壺除垢、清了烤箱（這輩子第一次），反覆重新打包我的住院包。

雨果把嬰兒床組裝好，買了台電視，粉刷寶寶房間，買了烘衣機和微波爐，還練習怎麼把安全座椅裝上汽車後座，興致勃勃地在後車窗貼上「車內有寶寶」，現在只剩一件事還沒做，就是一次睡到飽和乖乖等待。但我不太確定自己到底在等什麼。

身體已經很習慣假性宮縮和假警報，所以我猜分娩真正要開始，應該是等羊水破了的時候——一灘清澈的水灑向地板，警告妳是時候了。沒人希望這一刻來臨時人還在超市，或是弄濕朋友的汽車座椅，所以我選擇待在家裡，每次陣痛或肚子叫時，就說服自己是在收縮。

我逛了無數個小時的孕媽咪論壇，上面有無窮無盡的免費產前準備建議，我試著從裡面搜尋各種分娩徵兆。我認真試著遵守各種三姑六婆的守則與建議。有人要我「吃、吃、吃！像這輩子沒吃過飯一樣地大吃，這樣才有體力，吃會鼓勵寶寶動起來！」也有人說「絕對、絕對、絕對不要吃任何東西，不然會想吐，而且到時候用力時還會大到自己身上。」

接著是「泡熱水澡，放輕鬆：這是妳最後一次安穩泡澡了，好好享受吧。」但也有「妳膽敢泡澡試試看！是想把寶寶煮熟嗎？來個水波嬰兒蛋？」

然後是「拿布沾點精油，幫助自己放鬆」，但滑鼠再點一下又變成「把那條臭抹布給我放下，去吃碗冰淇淋，妳這假掰嬉皮！」

我開始覺得，也許這些全都只是來亂的。我已經做遍所有啟動分娩能做的事了：多做了幾次所謂的「環掃一下」、吃辛辣咖哩配啤酒、喝花草茶、腳底按摩、精油、瑜珈球、孕婦瑜珈、游泳、接吻（可以刺激生產賀爾蒙分泌？）。雨果幫我用葵花籽油按摩會陰，還幫我剃陰毛。真是好男人一個。

後來，傳說中那個噁心、黏糊糊、像章魚的「黏膜栓塞」掉出來了，我心想，天哪，要來了！

結果什麼也沒發生。

我的助產士建議我們去醫院放塞劑，就是一種有點像棉條的東西，裡面有催生賀爾蒙。聽起來還好，不是太過侵入性，塞好我就能回家，等著隔天醒來魔術奏效。我會墊著毛巾睡，以免洶湧的羊水把床弄濕。

我們打給產房，預約放塞劑，但他們說太忙，因為「今天是情人節，所有人都想要在情人節生下寶寶」（翻白眼）。我心想，我知道你忙，但大家是都過預產期兩週了是不是？還是他們就只是想要個情人節寶寶？我又不是在訂巴黎的飯店。

電話另一端不斷傳來請稍後再撥，但等待過程讓我們緊張了起來。我真的不覺得自己準備好要生了。我沒有覺得慌亂、疲倦或沉重，鼻子也沒有「腫起來」，或有任何孕媽咪論壇上提到的徵兆。

醫院終於打來說他們可以幫我們做了。我們馬上出發，洗澡什麼的也免了，關燈、出門，還以防萬一把住院包丟進後車廂，然後跳上車。

「希望回來時車位還在，」雨果邊開車邊說。「我把車停在前門口，以免妳晚上突然要生了，要馬上衝出去。」

再次回家，是五天後的事了。我們又一次在滿是孕婦的醫院長廊等待，不過這次人少了點。時間晚了，是忙碌的一天終於要收尾的氛圍。空間感覺非常陰暗。「也許暗一點，新生兒嬌貴的眼睛才能適應？」我猜測。

助產士的聲音中有一絲疲憊。對我們來說這麼大的一件事，不過是他們的又一個工作天，想到就覺得有點洩氣、卻也有點安心（遇到放鬆、甚至有點疲倦的護理師，大概就跟在飛機上有亂流時，遇到淡定的空姐差不多）。

終於輪到我們了，助產士問候，「對不起，今天真的有夠忙，大家都想要情人節寶寶，」她搖搖頭。「其實我根本沒在過情人節。」

我們也沒有。

「你們蠻幸運的，有排到房間，」她邊說，邊帶我們到病房。

我看向雨果，說：「我覺得我們不需要房間，只是來放個塞劑而已。」

她帶我們到一間大小適中的房間，不過裝潢是暗紫色，看起來有點悲傷。房裡有張床、一張黏黏的小沙發，也有浴室，和一個新生兒用的透明塑膠盆。我說那個產池、柔暖燈光，還有隨地擺放的瑜珈球和懶骨頭呢？

我對生產是沒有做太多規劃，但也不想要這麼隨意。我可以吸止痛氣。我不反對止痛藥物，有需要就用。我想過要水中生產，因為朋友做了覺得不錯，而且如果用力的時候大便，他們會用捕漁網撈起來。我有帶一件上半身的比基尼，但也蠻想就像河馬一樣，光溜溜在湖裡打滾。

我還沒準備好要生。這個天氣裡完全沒有感覺，反而覺得可以去夜店。助產士突然不見蹤影。

「我去找她。」雨果說著，留我一個人坐在小沙發上。我還來不及反應，人生第一次恐慌發作就來了。事後要我分級的話，我想那次的恐慌指數大概只有一級而已，但當下並沒有其他可以比對的經驗。我心跳加速、臉色漲紅，胸口滿是怒氣，呼吸困難。我試著吸入氧氣，像條魚在魚缸水面喘息一樣。

我走進浴室，潑點水到臉上和手腕內側，有一次派對上想讓自己清醒點時，有位朋友教我這麼做。但是沒效。腎上腺素持續給血管帶來陣陣強力電流。

雨果回來了。「助產士要過來了。妳還好嗎？」我一臉驚恐還滴著水，憤怒的蜜蜂在皮膚下嗡嗡作響。

「很好呀！」我不想讓他擔心，幾乎是用唱腔回答。

來了另一位助產士，帶著讓人焦慮的該死的血壓計，我嘟囔著：「現在不要，血壓會太高——我要心臟病發作了。」

我看著空空的塑膠盆。

「我到底要怎麼把一個寶寶裝進那東西裡啊？」

助產士曾說過，等到四十週時我會等不及要把寶寶弄出來。但現在一想到要分娩，只覺得像叫我把肺吐出來一樣，辦不到。怎麼生？我實際上到底是要怎麼把一個寶寶從「那裡」推出來呀？

血壓測出來，果然高過頭了。

「放輕鬆。」她微笑。「這邊能看到很漂亮的倫敦風景。好好享受吧。」

我看向窗外。泰晤士河像條閃閃發光的黑色瀝青。像條亮片。像夜空。國會大廈就像新聞裡看到的那樣，筆直挺立。古老的金色建築，小小的窗戶像被蠟燭點燃般閃著光芒，彷彿童話故事裡的場景。如果現在是和雨果在奢華浮誇的旅館裡，套著蓬鬆的白色浴袍，點客房服務餐點配電視，我也許能更欣賞眼前美景一點。眼前這個情況實在不太能喚起我「好好享受」的心情。

「在這邊等一下，妳的助產士馬上就來了。」說完，她就走了。

簡直像在等相親對象赴約一樣。

「拜託來個好的，拜託來個好的。」

我想起三十年前，我在同一家醫院出生的照片。媽微笑抱著我，一頭淡金色的龐克髮型，如釋重負的美麗模樣。爸傾身貼近，造型酷似搖滾樂手喬・史楚莫（Joe Strummer），頂著一九八〇年代的髮型與銳利的下巴，眼中帶淚、神情激動。大笨鐘光榮地矗立在我們身後，為這一幕敲出基調，巨人向下俯瞰，低吟著歡迎為了此景盛裝打扮的我們三人。爸說他們一回家，就馬上喝琴通寧（Gin Tonic）調酒慶祝。我等不及跟進了。我要添滿一整玻璃杯的冰塊加萊姆，調點坦奎瑞琴酒（Tanqueray）和厲害的芬味樹通寧水（Fever-Tree tonic），還要配上一大碗烤杏仁果。

然後她來了。助產士三號。夢幻助產士。她看起來像個麵包師傅，或維多利亞時代家庭的主廚。兩頰紅潤、聲音溫暖，態度就事論事但又讓人放心。她安撫我，拍拍我頭後的枕頭，告訴我她打從有記憶以來就一直在做這行，說每次都很特別、情緒很滿、很快樂。她自己也生了好幾個孩子。「他們現在全都長大囉！」她說。

我感覺胸口舒緩下來，心頭狂奔的野馬也靜下來了。

接著她問：「好，要拿點什麼給妳吃嗎？」

「不用，不用，我只是要來放塞劑的。」我又說了一次，「我回家再吃就可以了。」

「回家？噢，妳沒必要回家了！親愛的，妳的預產期已經超過兩週了，該把寶寶拖出來囉！」

我馬上感覺自己中計了。

「我們可以下樓回車上拿住院包吧？」我說。其實我想說的是：「可以允許我們逃跑嗎？」

「好主意，」三號助產士說。「難講，搞不好這樣可以讓寶寶動起來喔！」

我感覺距離「寶寶」有動作應該不遠了。感覺他就像《巧克力冒險工廠》（*Charlie and the Chocolate Factory*）裡的奧古斯塔・格魯普（Augustus Gloop）一樣，在我體內沿著滑梯一路吃啊吃；又有點像隻黑猩猩，高高躲在我的胸腔裡，兩隻腿抓著我的五臟六腑。

我們穿過走廊，我身體顫抖又強裝鎮定，開了幾個玩笑，試著保持樂觀正面。一名婦女的尖叫聲傳來，猛然劃破空氣。雨果和我相視而笑——驚恐地笑。

我們努力在一樓找事做，但周圍一片死寂，店都關得差不多了。兩人各買一本雜誌。我買飲食烹飪雜誌，讓自己放空，也買了點能量食品、堅果、一根香蕉、一些黑巧克力。噢，還有佳發蛋糕[1]，因為我爸說足球員都吃佳發蛋糕。雨果買了口香糖。

1 Jaffa cake，口感鬆軟、質地介於蛋糕與餅乾之間的英國夾心點心。

我們出門往車子走去，它乖乖地在全世界最貴的停車場等著我們。我們決定在車上坐一下。發動引擎，聽點廣播，試著讓柔緩的車燈與暖氣讓我們保持正常。我們翻翻雜誌，我邊吃佳發蛋糕。真希望我們能就這樣開走。

10 分成兩半的身體，偵測不到的心跳

我們緊張地回病房，那間深紫色的小房間。他們要雨果用皮沙發「給自己弄個床睡」。助產士給我一個罐子，要我尿在裡面。我成功把罐子裝滿，但手也弄濕了。把蓋子蓋起來時，我看到罐子裡有條像蠕蟲般的東西在裡頭漂浮。尿裡有蛋白。不太妙。

助產士三號又幫我做了一次「環掃」，這次雨果差點沒昏倒。我緊抓著他的手，感覺到他的手漸漸沒力。他臉色蒼白，向後倒退。我也覺得好無力，沒辦法照顧他。

接著她把塞劑放進去，愉悅地說：「拜託它能帶來一點動靜囉！」這條小棉條到底要怎麼刺激收縮啊？

她決定幫我再連上一次心率儀，測量我和寶寶的心跳，還在衛生紙上灑點乳香讓我吸。

我記得醫療用品店裡那個女人說過，乳香能「讓人安定」。

我再次聽見我們兩人的心跳，但這並不讓人安心，聽起來比較像鯊魚準備攻擊的背景音樂。突然警鈴響起，一陣慌亂。心律儀的印表機沒紙了。一群助產士慌慌張張跑進來裝紙，鯊魚攻擊音樂又回來了。

但助產士三號說，寶寶的心跳有一瞬間測不到，可能他正在拉臍帶。

「這樣正常嗎？」我問。

「沒問題的，他馬上就恢復正常了。沒什麼好擔心的，親愛的。」她捏捏我的腳掌。她把燈調暗：「我建議妳休息一下，準備要來場馬拉松了。」

黑暗中，雨果在沙發上翻來覆去，我則是十分害怕。以前從沒來過醫院，沒這麼正式過。我可不可以改變心意，回家裡生？可以離開嗎？還是這樣會違法？

我抱著大肚子，等著天空從海軍藍慢慢轉為粉紅色。背好痛。現在是週四早晨，城市正在甦醒中。有點抽筋，但也就這樣而已。一包堅果在我的袋子裡裂開，現在散得滿地都是。我起身尿尿，光著腳走過冷冰冰的油氈地毯，然後看到塞劑無助地躺在我的內褲裡，正想拿起來塞回去時，它就像死老鼠一樣地掉進馬桶裡。我按鈴求助。

來了另一位助產士：助產士四號。我告訴她：「昨晚我的塞劑跑出來，剛掉進馬桶裡了。」

「好。別擔心，就是會發生這種事。我幫妳弄點吐司來嗎？」

我無法正眼看那盤吐司。雨果也是，他看起來快吐了。我試了一小口，然後就開始拉肚子。好戲登場。

五號助產士來了。她看起來挺酷的，染金髮、穿環，人蠻有趣的，是你會想要一起混酒吧的類型。我告訴她拉肚子的事，她大笑說這很正常，要我儘管放心。我喜歡她。但接著，她看了心律儀掃描結果，對於狀況不太滿意。

「嗯，妳的血壓好高，肚子又小，預產期過兩週了，尿裡還有蛋白。寶寶跟不太上進度。有沒有人跟妳提過『子癲前症』（Preeclampsia）？」她說。

我不太確定子癲前症到底是什麼，但基本上，就是一種符合上述所有症狀的孕期併發症。

「怎麼都沒人發現呢？」她皺眉。「妳只照過兩次超音波嗎？妳應該是高危險孕婦才對。」

雨果和我還來不及反應，我們就被轉到高危險病房了。

「這裡景色沒那麼好，但離醫生比較近。」助產士五號解釋。

突然間，事情感覺變得非常恐怖。房內變忙了，我一直跑大號。他們把我脫光，拉下我的M&S大內褲，套上病人服。

我看著我被肢解的住院包，裡面五臟六腑全攤在地板上。薰衣草噴瓶、頭帶、噴霧罐、iPod外接喇叭、比基尼，所有東西現在看來都有點蠢又多餘。

一位男醫師來了，一副很忙的樣子，態度霸道。我聽到他說不用再照超音波了，沒有意義，然後也不用再放一次塞劑，因為一劑就要三十三英鎊（約一千三百零三十台幣）。

我果然是「高危險群」。千謝萬謝五號助產士。但她馬上丟了顆炸彈給我：「真的很抱歉，但我要下班了。很高興認識妳，祝妳好運！」

然後助產士六號來了。她的個頭小小，一臉怒意，絕對無法想像這人會親吻我滿頭大汗的額頭，高聲歡呼：「妳做到了！」她不可能幫我加油，她也不想。寶寶又往身體更深處躲了。

我記得有人建議過：「如果不喜歡妳助產士的做法，一定要說出來。這是妳的真實感受，他們不會被冒犯，畢竟這位助產士不適合妳，不代表也不適合其他人。」

「拜託找其他助產士來，去路上隨便找一個人來也好，就是不要這個，拜託。」趁房內鬧哄哄時，我驚恐地偷偷對雨果說。雨果馬上照辦，但我看得出來病房太忙了，人手不足。

助產士六號用她瑪瑙色的深黑眼珠瞪著我，她看得出來我想把她換掉。我們沒有互相合作，毫無團隊精神。我們是拳擊賽裡的對手，而且她占上風。

我又得去大便。更糟的是，屁股還從病人服接縫處透出來，被人看光光。我一直對自己說，「她們早就看多了。」

從廁所回來後，我感覺到溫和的收縮，有點像經痛，沉甸甸地在深處蔓延。腿在發抖，膝蓋像鬆餅麵糊一樣軟弱無力。剛收縮完，馬上又來一次，我緊緊抓住床邊扶手。

「喔天哪，喔天哪！之後還會更痛是嗎？」

身體像被虎鉗分成兩半，髖骨像台機器似地越撐越寬。我努力爬回床上，助產士六號毫不客氣地把手指塞進來，說我現在只開了一公分。她問我有沒有印象羊水破了沒。

「沒！」我回答。我為了這個有點興奮。但也許已經破了？也不是不可能。可能是洗澡的時候？上廁所的時候？泡澡的時候？

助產士六號漠然回答，「妳連羊水破了沒都不記得？」

她翻了個白眼。原來是陷阱題，我被當了！拜託幫我換一個助產士。

我得去廁所，又來了。我請雨果打幾通電話。看得出來他討厭待在這裡，而且他好一段時間沒好好吃飯了。再說，廁所裡的味道越來越濃烈，畢竟病房裡實在太暖，整個房間臭哄哄的，有夠丟臉。

我有股莫名的衝動，想叫所有人走開別管我，讓我自己來：一股原始的欲望讓我想全身脫光光，四肢著地，像隻野犀牛一樣大吼，一邊噴汗尖叫、一邊把屎尿髒血口水鼻涕和滿口髒話跟著小寶寶一起推出體外。我完全懂懷孕母貓為什麼會躲進舒服的熱水櫥櫃裡[2]，自己獨立作業。

「我們要試著把妳的羊水弄破。」助產士六號邊說，邊套上橡膠手套。她拿出一個類似「巨無霸勾針」的東西，看起來就像古埃及時代，把人腦從鼻孔勾出來的工具。

我大聲哀嚎，彈起來跳下床鋪。「停，拜託停止！可以先給我一點止痛劑嗎？」

才正慶幸雨果沒在旁邊目睹這一切，他就回來了。

「你沒離開很久耶。」我說，努力不要聽起來不開心。「他們正要幫我破羊水！」我解釋，語氣幾近雀躍，企圖表現出積極勇敢的樣子。

「妳要不要先試試止痛氣？」助產士六號建議。「通常要先試幾次才能抓到訣竅。」

2　Airing cupboard。英國家庭中，熱水槽常常裝在室內，用小儲藏室隔起來，裡頭還會裝層架，方便儲物。

我這輩子沒哈過藥，我深吸了一口，聲音馬上變得低沉緩慢、暈暈沉沉。才吸一口，我就覺得討厭了，但還是嘗試順著感覺走。

「有好康的要分享一下啊！」雨果調皮地笑了笑，想讓氣氛輕鬆點。我微笑，感受這段超現實體驗裡的微小日常。我把吸入器遞給他，手飄浮在空中毫無重量感，像把一罐可樂拿起後，才發現是空罐一樣。

「哇，彎烈的！」他驚訝說道。他感受了一下止痛氣，接著視線回到我身上。

「一開始有點奇怪，之後就習慣了。」助產士六號對我說，彷彿我是班上那個怪胎，放學後跟她一起偷抽人生第一根菸。「準備好了嗎？」

我深吸一口止痛氣，在她插入勾針時，緊緊咬住吸嘴。我不太記得事情到底是怎麼發生的，但接著我就全裸、兩腳開開、放聲尖叫，以驅魔般的懸浮方式彈離床面，另外兩位助產士把我壓制住，我抽搐、尖叫，整件事就像超脫肉體般的體驗，痛到幾乎是靈性修行了。這大概是分娩全程中最糟的印象。（我發誓我真的沒有很怕痛，有一次我折斷手腕，一直到三天後感覺手軟趴趴地脫離骨頭，才發現手斷了。）

羊水拒絕破裂。我丟開止痛氣管，那東西給我的感覺實在太糟了。

寶寶的心跳再次偵測不到，雨果看起來完全被擊潰了。

「寶寶不喜歡；不知道他對收縮會怎麼反應。」助產士六號說，「而且我從來沒遇過破不了的羊水。」

然後助產士六號一臉抱歉地看著我，「真的很對不起，我刮到寶寶的頭了。」什麼？怎麼回事啊！「看起來妳的羊水好像早就破了，寶寶現在有感染的風險。我們得盡早把他弄出來。」

突然間，**我非常真切地感受到，自己體內有個屬於我的東西，需要我好好捍衛。**

他們建議打催生點滴。還好我前天晚上才看過紀錄片《忙碌的產房》（*One Born Every Minuet*）：有個孕婦就是打催生點滴，助產士建議同時打無痛分娩針，因為這種引產方式會快速引起劇烈收縮，寶寶和媽媽可能無法承受劇痛。

無痛針——這就是醫療介入了。這是「最後通牒」了嗎？我會有任何感覺嗎？所有風險因素在腦中一一閃過：打無痛的話，就得信任助產士，一切聽從她的指揮與控制，把寶寶擠出來，因為當人徹底麻木、連痛都感覺不到的時候，造成撕裂的機率更高。

我要求打無痛針。一想到我親愛的陰道，所有對「自然產」的幻想都消散得一乾二淨，我開始死纏上助產士六號——而且是「絕不放手」。

第二章

比預產期晚了兩週的疼痛、焦慮、罪惡感

我不想讓他知道這一切對我來說有多困難；
我不想要他擔心，或以為我後悔；
我不想要他覺得我應付不了，或我不是個好媽媽；
不想要他對我有所疑慮。

11 寶寶那麼小，是我害的嗎？

麻醉師帶著巨無霸針筒向我打招呼。他有義務要把打無痛麻醉的所有風險跟我說過一遍：我有微小機率可能會腰部以下癱瘓……接著又聊到他最近剛取得麻醉師資格。

「喔，太棒了！恭喜，很棒喔你！」

這時的我，已經頭昏腦脹地連一丁點殘餘的自尊都沒了。我像蜷曲的蝦子一樣坐在床邊，光著整片屁股。不管了，把自己完全交出去了，針頭一刺入，我與自己完全失聯。我把自己留在產房裡，靈魂像恐怖的一九八〇年代電影那樣飄出房間。

助產士六號現在似乎非常佩服我的勇敢。就維持與她的關係來說，徹底豁出去是明智的做法。

無痛針像在給內臟洗泡泡浴一樣，溫暖舒服又放鬆，我什麼都感覺不到。

後來我問雨果，那個時候的我看起來怎麼樣，他說：「妳超級放鬆，放鬆到讓人不安。」

助產士六號看著監視螢幕，告訴我收縮開始了，我什麼感覺也沒有，只有腰部附近有點緊繃。我們開始聊天，她告訴我她男友叫什麼，我們關係變得非常好。我果然做得到。

然後警鈴開始嗶嗶狂叫。雨果整個慌了，助產士六號看起來很不開心。醫生來了，用宣布壞消息的口氣，說寶寶生出來會很「小」。他說我的胎盤可能不行了，雨果問他這是什麼意思，他用公事公辦的口氣回答：「就是生出來會『偏小』。」

麻醉劑還在發威中，我逃避去思考自己可能會生下超級小的寶寶，開始滔滔不絕地搬出正能量語錄，安撫雨果說不管我們的寶寶有多小，能擁有一個寶寶就已經是非常幸運的事了，而且我們當然會無條件地愛他。

「嗯，那是當然的。」雨果同意，但他也知道我早就神遊他方了。我聽不進去任何資訊，就連兒子可能會有併發症、對我們來說會有什麼影響，都一律毫無反應。

「我們當然會無條件地愛他，但你能不能說清楚『小』是什麼意思？照超音波的時候都沒異狀啊。」他問醫生。

醫生開始搬出各種讓人摸不著頭緒的術語，聽得我們頭暈腦脹，接著又說：「意思就是他會很小隻，而且有可能是長期性的。」

助產士六號顯然心軟了，對我們露出要笑不笑的同理表情解釋：「妳每收縮一次，寶寶就會掙扎一次；每次心律儀顯示妳的心跳變快，寶寶的心跳就會下降。他得拚命才能活下來，因為他太小了。」

「什麼意思？我在害死寶寶嗎？」我說，一股恐懼襲來。我在害死一個我理當好好滋養的生命！

「我遇過這種狀況。他很可能會沒事，只是很小罷了。我想最好還是緊盯狀況，看看引產進行得如何。」她回答。

助產士六號去休息了。我感覺得到她並不想丟下我們，但事到如今，也沒人能幫上什麼了。

助產士七號來了。她是個可靠的人。她為我蓋上毛毯，為她們人手不足致歉，都是因為……

「情人節，我知道。」

助產士七號讓人放心。她說「寶寶很小」表示寶寶在我的子宮裡時餓到了，可能預產期那時他體重正常，但之後在我體內開始消耗儲能。

我的罪惡感油然而生。我早該在兩週前就引產的，當初就應該要選擇剖腹產的……

「我們就耐心等待收縮得如何，看他怎麼反應吧。」

雨果和我哭了起來。我們不知道原來一切會這麼困難，本來以為每件事都做對了。

助產士六號回來了。一切開始加速，而且變得越來越糟。我的床上有胎便，也就是寶寶在子宮裡大便了，這樣很危險，他可能會吸入胎便。我知道情況不妙，於是宣布：「我要剖腹！我覺得自己的身體在害死他，我想把他拿出來！」

助產士六號同意。「可能勢必要剖腹了，我們覺得這是最安全的做法。」

我怕死了，怕可能要面對的狀況，更怕生下夭折的寶寶。我好像又不小心失禁了。有嗎？那是汗嗎？還是血？還是羊水終於破了？寶寶要出來了嗎？拜託讓一切結束吧！我想看寶寶活著躺進那個塑膠盆裡。

手術室現在特別忙——我還在「排隊」。我抓起手機傳簡訊給媽，因為我實在需要一點安慰。「媽，我會沒事嗎？」

外面一片漆黑。想要妹妹。想要媽媽。我發現自己真的很久沒有尿尿了，然後就看到一條導管，把我深黃色的尿液引流到一個小小的袋子。我根本沒發現這件事！丟臉是丟臉，但我老早就已經跨越丟臉的最高境界了。

助產士六號把燈調暗，也把心律儀上我們的心跳聲調小，因為我會怕。她轉頭觀察螢幕上寶寶的心跳，我則看著她觀察螢幕的樣子，她一拍也沒放過。雨果和我緊緊牽著手。

有人輕輕敲門。助產士六號像警衛般，跳起來去開門。

媽來了。媽身上有著媽媽的味道、家的味道、柴火的味道、她的香水味。木質調、花香調、濃厚、深沉、摻著一絲麝香韻味。還有狗的味道。

「媽，拜託帶我回家！」我終於放聲大哭。

12 從地獄解脫的孩子

媽才剛到不久，助產士六號就暗示我準備要動手術了，所以媽得離開。我們抓著彼此又哭了一陣。她留下一堆洋芋片、三明治、洋芋沙拉和一堆鷹嘴豆泥，完全就是她的作風。急診室野餐趴。

助產士六號輪休時間到了，但我不想要她走，畢竟我們已經變得這麼親密了。但最後我說出口的只有：「謝謝妳幫忙做的一切。」

她緊握我的手說：「妳進去之前，我哪裡都不去。」

她冰冷的心終於融化了。我這才懂她為什麼做這行。

助產士八號現身。我又哭了起來。

「我也很高興認識妳耶！」她沒等我開口，就先開了個玩笑。助產士八號年紀較大，塊頭也大，而且顯然蠻幽默的。

一位陌生的女醫師走進來，解釋緊急剖腹產的流程。他們找不到我的產程紀錄。雨果哭了，我也再度落淚。助產士八號輕笑，順了順我的頭髮，然後開始唱歌，那是我這輩子聽過最美的一首歌。

「這是我教會的歌，可以帶給妳力量。」結果我們哭得更兇。

雨果換上手術衣，全身都是ＩＫＥＡ那種藍色，還套了手術帽，看起來像在起司櫃旁服務的員工。我幫他拍照後，就該進手術室了。我有不祥預感，覺得某場災難就要發生了。

助產士八號把我推往手術室，我聽著油氈地板發出吱吱聲、軟膠鞋走路聲，以及助產士八號哼著她教會的曲子。手術醫師們像交響樂團般魚貫而入，各個精神抖擻、容光煥發，跟我完全兩個樣。

一條布像銀幕般在我的腰間橫掛起來，我什麼都看不見。我突然很慶幸雨果有幫我除陰毛。

手術醫師捏捏我的大腿，問：「有感覺嗎？」

「有。」我說謊。我什麼都感覺不到，但很怕到時候自己會感覺到刀割，那可不是開玩笑的啊！所以我決定要一直說謊，直到徹底麻木為止。

「好，那現在呢？」

「有。」再說謊。

「現在呢？」

「有，有感覺。」

「我根本沒碰妳！」她眨眨眼。我被唬了。「我想我們準備好了。」

我用盡所有勇氣不要陷入慌亂。有個做過剖腹產的朋友跟我說，她那時已經徹底麻木了，但還是能感覺到醫生在她的胃四周搜來搜去，像在翻包包一樣。另一個朋友說感覺像胃被重擊。我直直盯著上方的白燈，注意力放在雨果緊握著我的手。手術醫師說她自己也懷孕了，而且早決定要剖腹產。「剖腹最棒了，」她說，「到時候就是他負責幫我開刀。」旁邊另一位醫師笑了笑，向我揮揮手，彷彿在說「犯人就在這」。

「我現在看到一拖拉庫的白馬在奔跑，等不急要來罐雪碧了。」我回答，所有人笑了出來。我真的看到馬了嗎？我要死了嗎？感覺我連眼睛都還來不及眨，雨果就在捏我的手臂了。

「妳看！妳看！」

萬事萬物褪去，我那又長又瘦、血淋淋地尖叫的寶寶，光溜溜地被舉得老高，就像《獅子王》（*The Lion King*）裡面那樣，只不過那不是辛巴，而是一隻皺巴巴、憤怒、不滿、備受折磨的主角地精。

他們很快就把他帶到一旁，幫他檢查和沖洗。雨果一下這兒、一下那兒，在我們兩人間跑來跑去：扭來扭去的小恐龍，和開腸剖肚、滿身是血的我，簡直像真人版的芙烈達・卡蘿（Frida Kahlo）自畫像。

原來除了胎盤出問題外，寶寶還面朝錯誤方向，被臍帶纏住脖子，兩次。他們判斷我收縮的時候，他在拉臍帶，差點勒死自己。

子宮理當是個避難聖所，是自在漂浮與飽食的天堂所在、是生養成長之地，而我的子宮則像是要人挨餓上吊的地下室，一個讓人在黑暗中獨自慢慢死亡之地。真的很對不起寶寶。

雨果走過來，睜著大大的藍眼睛說：「他好棒、好漂亮，他沒有很小，只是瘦。只是非常瘦而已。」

整個過程大概十五分鐘就結束了。我躺在那裡，內臟全被翻出來，想著「天哪！剛剛到底是怎樣」?

時間是晚上十點。他們幫我縫合,然後我說:「大家辛苦囉!」彷彿我們只是在片場準備收工一般。

13 一滴難求的初乳

這跟我想像中生下寶寶的過程不一樣。我才剛被剖開,然後一個哭嚎飢餓的新生兒就被丟到我胸前。雨果親我臉頰,重複說著:「妳看他。」我哭著,感到震驚不已。寶寶抓到我的鼻子後,便開始吸吮,像在吸乳頭一樣。他已經會含乳、已經要喝奶了。

「小寶寶都是餓鬼!」手術醫師說。

我親吻寶寶的額頭。破羊水時該死的刮痕印在他柔軟的額頭上。那提醒了我,這對他來說跟我一樣是種創傷。我倆共度患難。

他是我的。他很安全。我還活著。一切都好。

「嗨,傑特。」我對寶寶說,「我是你媽咪,愛你喔。」

我們被推進一間溫暖微暗的病房。我分不清東西南北、藥效未退、疲憊不堪、情緒很滿，而且非常非常口渴。助產士八號把我們四周的布簾拉上，聊天唱歌，但同時也一邊執行任務。有什麼問題嗎？寶寶沒事吧？我們還不能全體放鬆，讓我去睡覺嗎？

顯然不能。我得照顧一個憤怒的新生兒，他正在奮力搏命活下來。歡迎來到媽媽所處的國度。不管情況如何，既然來了，你就要待好待滿。助產士在床邊冷靜地快速走來走去，把氧氣管塞進我的鼻子。管子不舒服又很癢，還一直掉下來。我不懂為什麼我需要這個，但她命令雨果把管子放在我鼻孔裡。

我只被允許喝一小口水，但實在很渴，一直拜託她再給我一點。接著她幫傑特戴上一頂紅色毛帽，這表示他需要特別照護。他們被稱為「紅帽寶寶」。我一點都不喜歡看他戴這頂紅帽，但他得隨時戴著。

接著她把他交給我，讓我開始親餵。我全身麻痺，藥效讓手臂不聽使喚，完全沒力氣把他抱在胸前。他好瘦、瘦得皮包骨、瘦得好脆弱，一直滑出我懷裡，而且我的胸部空空如也，什麼也擠不出來。

「妳得加油，」助產士八號指導。「剖腹有時候會導致母奶比較晚開始分泌。繼續試，會來的。妳一定要做到。妳懷裡有個餓扁扁的寶寶在等妳。」

傑特吸吮著，他怎麼知道要這樣做？可是他吸不到東西，於是開始大哭。鮮嫩空曠的牙齦。蜥蜴般的舌頭。悲慘、不滿足的臉。

我一直睡著。助產士八號把我喊醒，把我的乳頭塞進傑特嘴裡，開始手動擠乳。塑膠管一直掉出鼻孔，雨果邊抓著管子，邊傳訊息給我們家人，告訴他們一切都很好。

但一切都很不好。

「把手機收起來！」助產士八號命令他，突然變得非常嚴肅。「你得專心！」她怒道。她把傑特交給雨果，引導他到我左乳前。

「把他抱好，」她下令，接著她拿著小小的塑膠擠乳器，從我右乳擠出黃色的濃稠乳汁。初乳來了。

「聽著，妳醒醒！」她拍我臉頰。「這可是金粉、是糖蜜，他需要這個，這東西非常重要，一滴都不能浪費！」

「你，」助產士八號指著雨果。「住院包裡面有沒有帶寶寶的衣服？你現在把所有衣服都拿出來。」

雨果馬上遵命照辦。我們像在軍營裡一樣。她抱起傑特，把他放在一盞暖燈下，像小雞一樣。她搓揉傑特的皮膚和肌肉，像要生火一樣。

「他的血糖很低，」她說，把一層又一層的衣服套到他身上，衣服攤掛在他極小的身體上。助產士八號非常努力，我看到她的背和手肘不斷來回晃動，朝著他呼氣，拿針管餵他吞下神奇的初乳。

房間暗下來，只剩一圈光環，彷彿有個小仙女緩緩飛走。

14 全世界最餓的寶寶

隔天一早，我們被推進另一個病房區，進入一間多人病房，裡頭已經住了大概七組爸媽和寶寶，熱得像蒸籠一樣。

我睡著的時候，助產士八號整個晚上都在用手替傑特保溫。她拿給雨果一份摺頁，上面條列出新生兒如果「低血糖」可能有的各項恐怖風險，第一項就是永久性大腦損傷。雨果說他把傑特抱著放我胸前，撐了三個小時，然後換手給助產士八號。要不是有她在，傑特就得進加護病房了。現在回頭看助產士八號，我看到的是穿著藍色制服的天使。我會一輩子感謝她。

感覺大腦有一部分已經關機。所有助產士和院方職員、負責供應餐飲和打掃的員工，全是女性，蠻讓人混淆，我很難清楚記得誰是誰。有人拿著當日菜單過來，我連看都懶得看，反正肯定很快就要回家了。

「我會在這邊待多久？」我猜大概只有幾個小時。

「我叫助產士來。」她回答，並叫我不要把簾子拉上。但我不想讓簾子開著，畢竟病房客滿，到處都是其他男性，我還在摸索要怎麼餵奶，幾乎全裸，而且我才剛剖腹完，身上還接著尿袋。直到雨果幫忙我遮掩，我終於能在日光下好好看看我的傑特。

過去九個月來，他神神祕祕，像只瓶中信、燒窯裡的小陶罐、發酵中的小麵團。現在他終於亮相了。

「好啦，小傢伙，讓我仔細瞧瞧你。」

有那麼一秒鐘，他滿足、安靜與鎮定，我能看到他漂亮的五官，深邃的眼窩、完美的粉紅小嘴，雪白像滑雪道一樣的鼻稜，但一點都不像我們夫妻的「迷你版」。他相當削瘦，包腳衣的兩隻套腿空空垂下，像死兔子的耳朵。我偷看他裹在層層新生兒裝下的身體。薄透的紫色皮膚上到處都是斑點，皮下佈滿蜘蛛網一樣的血管，肋骨突出，胸腔起起落落，過沒幾分鐘，扭曲的紅臉又皺成一團，開始哭鬧。

小紅帽下的傑特變形成邪惡地精，準備展開緊急任務，任務目標是「餵我、餵我」。他讓我感覺好陌生與害怕。我把他塞回胸口前，他馬上吸了起來，只有吃奶時他才會安靜下來。

我穿著醜不啦嘰的白色壓力襪，很像我奶奶以前會穿的東西。根本不記得什麼時候被穿上的。我不敢拉開自己的住院袍看，只知道裡面慘不忍睹。我想像自己的骨盆，像一大盆只吃了一半的海鮮噴得到處都是：腸子、魚翅、鱗片、觸角，臭氣熏天，血肉模糊。

我叫雨果看我的傷口。「很糟嗎？」我問。

「上面敷了紗布，我看不到。」他說。

我是那種跟誰都可以亂聊的人，但在這裡沒有半個媽媽想說話。每個人都只想把自己關在小小的布簾後頭，暫時以此為家，拜託，讓我們窩一下吧。

傑特一直在吃奶，他只想做這件事。隨著時間過去，寶寶們開始越來越愛哭。其他爸媽開始受不了彼此，因為這邊寶寶一哭，就會吵醒那邊睡著的寶寶，然後弄醒正在休息的媽媽，感覺像什麼殘酷的園遊會遊戲一樣。沒人清楚現在到底在幹嘛，大家又累又熱、動彈不得、煩躁且情緒化，氣氛非常緊繃。

傑特只有在我把他拉開不給奶吃的時候才會哭，所以我就不煩他了。我不想打擾其他人，也不想吵到其他寶寶，而且他顯然需要吃奶。

我試著用單手吃我那盤變冷變灰的炒蛋，接著雨果試著把傑特往自己身上攬，讓我能好好吃飯，但傑特只是一直哭，想回到我胸前。他的需求讓人筋疲力盡，貪得無厭的傢伙。

「不好意思，」我對助產士說，「我的寶寶吃個不停。這樣正常嗎？」

「因為他是小個頭寶寶，他很餓。他努力要吃到奶水。」她安慰我。

我生了個全世界最餓的寶寶，但奶水卻還沒來。傑特餓昏了，光靠初奶吃不飽，所以他完全睡不著，也就是說，我也別想睡了。我不能在他吸奶時睡著，因為他實在太小隻，我如果不抱緊，他可能會摔到床下；而且房裡還有另一個寶寶哭個不停。

有的時候，大腦能自動忽略哭聲一兩分鐘，接著又想起那個可怕的聲音還在，於是又開始備受折磨。那位爸爸不斷跟大家道歉，「對不起、對不起，我不知道要怎麼辦。我不懂她為什麼哭成這樣。」

然後我的身體開始發癢——打無痛針的一種少見、機率低的副作用，我又中頭獎了。從來沒有過這種感覺。癢勁像劇毒一樣在皮膚下四處流竄，比蚊子叮還可怕一百萬倍。再加上房內的暖氣，以及寶寶們惱人的尖叫聲，實在無法忍受。我沒辦法不抓。有次我抓了，舒服了一秒，然後變得更癢，像著火一樣，痛得我想把自己的四肢砍斷。但真的停不下來！胸前有脆弱的傑特，身上又接了一堆線，只好用腳趾頭不停地搔啊搔。（本來為了拍照，我還事先給腳趾做了美甲喔。哈。）

癢到不行，我狂抓，每隻腳趾甲下面都有淤血，腳掌、腳踝到處都是新的結痂。好想起來沖個冷水澡。好想出去吹吹冬天冷風，把冷空氣吸進胸腔裡。好想……

醫院規定我們一次最多只能接待三個訪客。我叫雨果邀請他的家人和我的家人過來，他很貼心地把我們的小角落整理好，又從走廊上借張椅子來。

我妹妹、媽媽和繼父先來。但我對他們的來訪沒印象，不記得自己是哭了還是笑了，倒是記得他們身上有風的味道、雪的味道、雨的味道、外面的味道。真實世界的味道。媽又帶來更多的野餐食物，給雨果買了慶祝啤酒，給我則帶了杯浮誇的琴通寧，甚至還用鋁箔紙包了一包冰塊和檸檬片。但我現在最不想要的就是琴通寧。不過我還是喝了一口，因為媽真的太貼心、太周到了。也許酒精能讓我麻痺一下？幫我逃離這裡？房間太熱，冰塊很快融化，啤酒變得溫溫的，野餐食物看起來已經蒸熟了。

他們幫我帶了一袋東西，顯然我有傳訊息請他們張羅：超級超級小的新生兒裝，和特特小號的早產兒專用尿布。我甚至不記得有傳過訊息給他們。（很奇妙，體內的理性母親直覺總能讓人下意識地做出這些事。）我不記得是否有跟他們道別。

雨果的家人來了。他爸、他爸的伴侶，以及他哥。床邊還擺著啤酒罐，還有喝了一半的琴通寧，超丟臉。我看起來像個漫不經心的酒鬼媽媽，但實在太累了，動也動不了。我想趁他們抱傑特的時候閉上眼睛休息一下下，但沒辦法。我是採照燈前的兔子，蒼白受驚、全身都是紅紅的抓痕。那天我完全不記得任何其他事。

我在照片中，但是人怎麼找也找不到。

生完後可能會發生，但沒人告訴過妳的事

- 妳可能會哭得像這輩子從來沒哭過一樣。

- 妳可能會覺得困惑、抽離、怪異。有點像是，「剛剛那到底是怎樣？」如果有醫療介入時尤其容易這樣。
- 妳很可能會流超多血，彷彿這輩子的月經突然一次全上。就算不是自然產，內褲裡還是會看起來像是發生過一場大屠殺，什麼衛生棉都不夠吸。妳得穿厚墊內褲。
- 妳可能會忘記自己喜歡食物。
- 妳超渴。
- 妳可能會便祕。
- 妳無法睡覺，完全無法。就算有機會，也可能睡不著。
- 寶寶的哭聲感覺像是在對妳說話，而且只對妳一個說：感覺就像妳的名字被混音編入那尖銳刺耳的旋律裡。
- 妳可能會很痛。
- 妳的母乳不會馬上就來——初乳先到，接著通常要到第二天至第五天之間，乳汁才會開始分泌。

- 妳餵奶可能會很不順利。
- 妳可能不會對自己感到驕傲。
- 妳可能會跟自己的伴侶鬧點彆扭。
- 妳上廁所的狀況都跟以前不一樣了。
- 穿不下舊牛仔褲可能是妳最不會想到的一件事。
- 妳可能會覺得人生從來沒這麼折磨過。妳可能會偷偷想，我幹嘛毀掉自己的人生？我到底做了什麼？
- 妳可能會想叫台計程車逃走。但就算妳可以，也大概會動彈不得。
- 妳可能不會馬上愛上妳的寶寶。

15 我是個真正的媽媽了！

那是個週六早晨，傑特出生滿三天。我醒來，發現助產士正朝我大腿打針。她給我止痛藥和一種叫「湍泰低」（Labetalol）的藥，對付我持續飆高的血壓。她把我的導管拔掉，協助我下床站起來。伸直腿的感覺超棒，但傷口很緊繃，好像快裂開了。我坐下。床上到處血跡斑斑。

「可以的話，每天多試著走幾步路。去廁所的時候，麻煩尿在這裡面。」她給我一個上下顛倒的紙板高頂帽。「然後，妳需要些什麼來解決便祕問題嗎？」

所以我現在還多了便祕是嗎？

「還有，試著別抓癢。」她補充。

媽帶了棉被來給雨果。他很客氣地說他不需要，但看得出來他很感激。我的腦袋不停地做著清醒夢，然後又痙攣驚醒，傑特差點掉下床，但還是戴著他的紅帽子，小手黏在我的胸部上，小嘴吸啊吸，像吸附在鯨魚身上的藤壺一樣黏在我身上。

我要求和其中一位助產師講話。「拜託，可以給他一點配方奶嗎？我真的很累。讓他吃點東西，這樣我們兩個都能睡一下？」

「說真的，妳做得很棒，」她鼓勵我。「奶會來的。」

我開始啜泣。「我真的好累。拜託，我只想睡覺。」我開始陷入一連串的負面思考：我知道怎麼回事了。我的胸部裡面沒有乳汁，是因為身體以為寶寶已經死了！他以為我把他丟了。

「為什麼我就不能餵他配方奶？」

「我們不建議，因為這樣他會太依賴奶瓶，就不願意含乳了。母乳是最好的，他需要那些抗體。」

可能就是因為這樣，所以我才這麼沮喪？因為我在哀悼，因為我的身體認定寶寶已經死了？而且，雨果看起來並不是太喜悅。我們都在為那個「必將降臨」的誕生喜悅哀悼，原先以為的，都只是自己腦袋裡的想像而已。不，其實我們是在為自己哀悼。就在我覺得自己再也撐不下去的時候，母乳來了！我擁有足以餵飽整個病房區的奶！我笑了。

「雨果、雨果，醒醒，我有奶了，我開始泌乳了！」我擠壓自己的胸部，又白又美好的乳汁噴濺出來。我是個媽媽了，我是個真正的媽媽了！

助產士很欣慰，說我做得非常好，母乳來得比他們想像中快。傑特滿足了，大口大口地吞著，臉貼著我，發出某種像貪心天竺鼠的聲音，抽著鼻子。好開心自己沒有放棄母乳改餵配方乳。如果我們在荒郊野外，他也不會餓肚子，因為有我的奶在！一切都會沒事的。

16 寶寶又怎麼了？——搞怪的舌繫帶

我記不得從什麼時候開始，老擔心傷口縫合處會裂開，而且是越來越害怕，完全沒辦法把這個想法趕出腦袋。

「我覺得我的胃裂開了，縫線那邊。」我跟助產士說。「感覺它們散開了？」助產士面露懷疑，但還是幫我檢查了胃。「沒有，看起來很正常。看吧？這些繃帶很厲害的，那個只是乾掉的血而已。」

我鼓起勇氣低頭看，沒有想像中那麼糟。傷口上面有層果凍狀的透明石膏，下面的血又黑又乾。

「這樣吧，我在這邊畫一條線好了。」她用原子筆在包紮上做記號。「如果流血超過這條線，就跟我說。」

現在母乳正常分泌了，我期待傑特趕快吃飽，好好睡一頓，就算只有一個小時也好。他精神恍恍惚惚，但看起來就是不睡。

「我不懂哪裡出問題了。」我對助產士說，「我餵奶餵個不停，但他看起來一直沒吃飽，是奶沒了嗎？」

助產士抱起一顆枕頭，讓傑特含著我的乳房：「試試看橄欖球姿勢，這樣他應該……」她停了下來。「啊，他舌繫帶太緊了。他可能含乳有困難。」

「那舌繫帶太緊要怎麼處理？」

雨果坐起身，一臉「又怎麼了？」的表情。

「動個小手術就好了，把它剪開。這很常見。」助產士要我們放心。

不，不，不。所以我們生了個全世界最飢餓的寶寶，結果他不能吃奶？這太諷刺了。我一直忍不住想到中國佛教裡面的餓鬼故事，根據民間傳說，做壞事的人，會轉世變成有著長長的脖子和小鳥胃的野獸，永遠都在餓肚子，永遠無法滿足。這是因果報應嗎？是我的錯嗎？對不起，傑特。

「啊，看喔，如果妳這樣抱，他就含得到了。」助產士邊說邊調整傑特的含乳姿勢。傑特開始喝奶，開始吞嚥。我又能呼吸了。

「我的舌繫帶不是也蠻緊的嗎？」我問雨果，張大嘴巴讓他看個清楚。

「看起來好像是喔。」

「但我吃東西就沒有問題。」

除非真的有必要，否則我才不要讓傑特動手術，他已經受夠多苦了。所以我坐起身，用橄欖球姿勢抱好傑特，他開始吃奶，一直吃一直吃。

17 我不想讓別人認為，當媽媽對我來說有多困難

同房的其他家庭，一對一對接連出院，看著他們一臉開心地把新生兒固定在超級無敵大的汽車座椅，離開這悶熱煉獄，真是令人不悅。感覺沒人像我們待這麼久。我很有罪惡感，感覺是我害雨果步上無法回頭的境地。好像我靠著生寶寶把他困住了。**感覺像是我的錯**。

助產士不太願意放我們走。我和傑特都是病人，要等我們兩人都確定安全無事了，他們才能讓我們回家。我們已經住了一陣子，而正對面的寶寶還在哭個不停，所以助產士好心地把我們移到另一間房，那邊有較好的景色。

景色是比較好。國會大廈提醒我自己有多麼渺小，但這個病房氣氛陰暗沉重，跟之前又熱又混亂的房間完全相反。

突然間，我變得超級務實。我要善用一切。我叫雨果回家拿些東西來：乾淨衣服、內衣、我們的枕頭，還有那隻會發出「子宮內聲音」的紅光小羊燈。我叫他洗個澡，吃點東西，如果他想要的話可以睡一下。我叫他幫我帶點水果來。帶點檸檬汁？自從預產期過了以後，我一直假裝一切都很好，一直想著卸貨時刻就快到了，時時處在腎上腺素提早亢奮、進退不得的狀態中，然後一次又一次地失落。現在終於崩潰了。

「媽，媽！拜託……好糟，真的好糟！」

「我知道，對不起，親愛的，我真的很抱歉。妳很快就能回家了，我保證。」

為什麼我覺得自己得故作堅強？不能在雨果面前哭嗎？**我不想讓他知道這一切對我來說有多困難；我不想要他擔心，或以為我後悔；我不想要他覺得我應付不了，或我不是個好媽媽；不想要他對我有所疑慮。**

我聽到對面床位的爸媽正在哭，還有寶寶發出的奇怪聲音，嗚咽聲。我從簾子間望出去，看到他們的布簾完全緊閉。雨果回來時，我試圖掩飾哭過的痕跡。他身上有牙膏味、空氣的味道，我們家的味道、我們的生活的味道。

病房靜悄悄，只有安靜的腳步移動聲，和寶寶吸吮母乳的聲音。我們關燈，拿毛毯和枕頭把我們的床弄得舒舒服服的，雨果鑽進來和我相依偎。房間透著燈光，四周安安靜靜，安穩祥和，傑特終於睡著了。我把他輕輕放進塑膠盆裡，自己睡滿一個小時，睡得酣沉香甜，是我這輩子睡過最好的覺。

我在雨果胸膛前醒來，傑特準備好要再吃奶了。

我恢復精神，告訴雨果說：「我覺得好多了，我覺得我現在可以專注了。睡一個小時就夠了。」

來了新的一家人，掀起小小一陣騷動。我們有鄰居了。新媽媽一句話也沒說，但我能感覺到她筋疲力盡、滿心恐懼，彷彿她能用心電感應和我溝通一樣：我聽到她的母鯨歌聲，對面的媽媽也聽到了。我們都能感應到周圍這股無法忽視的能量。

然後一切又恢復寧靜。雨果在我旁邊輕聲打呼，傑特吃奶吃個不停，而我則睡睡醒醒。

18 我的傷口是不是要裂開了？

隔壁床忽然傳來怒吼，雨果和我瞬間驚醒。

發飆的是助產士，隔壁鄰居沒餵他們重量不足的新生兒，自己睡著了。

我們拉開布簾，看到正對面那組正在哭泣的一家人。看起來媽媽懷了雙胞胎，但其中一個沒活下來。自從被罵過後，隔壁的年輕媽媽就開始餵奶，先生則退場，換她阿姨接手，是位身材高壯、頭腦冷靜的女性，長得很美，化全妝。她帶了一大袋保鮮盒裝食物：在家煮好的雞肉米飯、湯、沙拉和蛋糕。她甚至帶了一條桌巾、銀罐裝的鹽和胡椒，還有辣椒醬。整間病房都是美味的食物和香料的味道。她咂咂嘴，用簡單清楚的短句，指揮她姪女「醒醒」和「吃」。共用水槽被她擴建成她的臨時廚房，助產士們則睜一隻眼、閉一隻眼。

阿姨掌控全場，給女娃娃唱搖籃曲哄她入睡，好讓姪女也有得睡。阿姨的金手鐲鏗鏘碰撞，寶寶沒入她的衣服皺摺裡，看起來經驗老到。她的魔法果然奏效，媽媽和寶寶過沒多久就出院了。真希望我也有個這樣的阿姨能來救我。

接著隔壁床換成一個大我幾歲的女性。她也緊急剖腹產，兒子頭上也有一道道恐怖的刮痕。她很生氣，穿著毛茸茸的粉紅色浴袍不停踱步，堅持要跟助產士講話。她說她生過兩胎了，從來沒遇過這種事。她並不想要剖腹產，她想知道為什麼兒子的頭被抓花了，而且堅持要看她的產程紀錄。

為什麼我這麼沒主見？為什麼我沒堅持要和助產士講話？為什麼我在人生最重要的時刻，表現得像個路過的一樣？

為了不惹麻煩，對這一切毫無經驗的我保持沉默，繼續餵傑特吃奶。他會抬頭換個氣，然後又開始哭天搶地。我每隔幾個小時就想放棄，隨他去哭，但我做不到。我被他牽著走，因為他一定需要我。有次我瞄到我的紀錄卡，看到我連續餵奶餵了十八個小時，休息十分鐘，然後又餵了五個小時。

有天晚上，助產士長提議給他喝配方奶，讓他更好睡覺。她說：「我把奶瓶放在這。」我陷入考慮，像個急需解方的毒癮病人般直盯著奶瓶。我不斷告訴自己：「如果下一個小時他還不睡，我就用配方奶。雨果可以餵他，讓我睡覺。」結果不知不覺間，我又餵了整晚的奶。

有天我一口氣餵了二十四個小時。把這件事寫出來，不是要你為我喝采，而是想讓你知道，缺乏睡眠是能把人逼瘋的，因為我真的都沒睡。胃痛得不得了，笑也痛、動也痛、咳嗽也痛。

我在醫院裡差不多像個原始人一樣。當時每個人都看過我的奶、看過我的血、聽過我哭。瀉藥開始發揮藥效，我在共用廁所跑進跑出，所以他們也都聞過我的「味道」了。我大多時候都裸著身體，流汗、抓癢、流血，無法洗澡、無法餵自己吃飯，好能餵傑特吃奶，而且我覺得自己好髒。

我開始越來越不壓抑，想著我們會不會永遠回不了家。我連拿塑膠杯都嫌麻煩，水壺打開直接喝，反正我能喝好幾公升，也沒耐心開玩笑了。一開始是看到針頭就害怕，現在變成每天早上連說個「嗨」都懶，直接側身讓護士朝我的大腿打針。腿上到處都是紫黑色的瘀青和結痂，一天吃三次藥，量血壓，得穿怪模怪樣的鬼襪子，頭很暈，真的好熱。我得補充鐵質，但這樣會便祕，所以得吃更多瀉藥才能保持順暢。我吃素，但他們塞什麼我都吃，像個瘋狂的維京人，用指甲和牙齒把一隻雞扯斷。我問每個人我的傷口怎麼樣了，像長程旅途中缺乏耐心的小孩，一再重複問：「我們到了沒？」沒有任何回答能讓我安下心來。

「你確定縫線沒有裂開？可以請醫生來嗎？感覺傷口要裂開了，血跡超過那條原子筆痕了嗎？」

每個小時都會有不同的助產士把布簾扯開，問為什麼寶寶沒用布巾，接著，又會有另一個助產士來說不建議包布巾。這樣太熱。那樣太冷。哺乳也是一樣：角度不對、含乳不對。還有他應該用什麼姿勢睡覺。側睡，仰睡。他會睡一下，然後就大便了，得換尿布，所有尿布對他來說都太大。

有天晚上在病房裡，我再也忍不住了。

「事情到底會不會好起來？」我對著助產士哭。

「會的，」她向我保證。「百分之百會好起來。我保證。」她騙人。

助產士五號（染金髮和穿環的那位）來看我，她查了我的紀錄，看到我緊急剖腹。「真遺憾，真的很可惜，從現在起會好轉的。」

她過來打招呼是很貼心，但我心裡酸酸的，感覺像自己沒通過什麼測驗。我給她看我的傷口。

「妳覺得我的縫線看起來是不是要裂開了？」我問。

「沒有，看起來很好。看起來妳的疤會很小，穿比基尼不用擔心囉！」她非常會安慰人，雨果肯定地點點頭（因為目前為止，他已經親自跟我保證過五千次縫線沒事了），但我還是不滿意。比基尼是我最不擔心的事。

「妳確定沒看到傷口裂開嗎？血超過那條線了沒？」我堅持追問。

「沒有！妳很好！」我覺得助產士五號會跟我說實話。

接著又來了一位訪客，是助產士六號。她一看到我們就哭，我們也跟著哭。我們抱在一起，她抱著傑特，說她真的為我們感到好驕傲。

「妳走之前，能不能幫我看一下我的縫線？」我焦慮地問她。「看起來是不是要裂開了？」

19 我們終於自由了——真的嗎？

我終於可以出院了。不知道為什麼可以，因為我還在不停抽抽噎噎。病房四周應該要掛標語提醒大家：「**連續哭二十四個小時並不正常。**」但話說回來，幾乎整個禮拜都醒著，也不是什麼正常事。

但傑特還不能出院，得先讓醫生檢查過才行。我像被關在籠子裡的老虎一樣，推著躺在塑膠小床裡的捷特，沿著醫院的L型走廊踱來踱去。速度應該要慢點才對，但我趕著超車其他受困在這、憂心忡忡、推著自家寶寶的爸媽；我眼神呆滯、精神恍惚、搞不清楚狀況。

終於，醫生幫傑特檢查。聽力、視力、反射能力，每個檢查都讓我畏縮，害怕又有個什麼萬一。醫生量傑特的體重，他還是擔心傑特營養不足，希望我們繼續住院。這就是我擔心的：顯然寶寶離開子宮後體重會下降。

我接到一通電話，孕期照顧我們的助產士打給我，像在安排什麼祕密刺殺行動似的，她和病房負責人溝通，說服醫生讓我們出院，說她會照顧我們。

我們終於自由了！

傑特的「歡迎歸來」包腳衣，就是我媽幫他買的灰底白星星那件，鬆垮垮地掛在他皮包骨的小小身軀上。電梯裡大家都在看他，小聲地說他「真的好小」和「好小好可愛」。顯然他們以為傑特是早產兒。

那天艷陽高照，天空很藍。我們走出醫院，新鮮空氣迎面而來，帶著料峭春寒。逃離了那個密不透風的惡臭叢林，光是簡單地把新鮮空氣吸入肺裡，已經是莫大的榮耀。停車場管理員同情我們住了這麼久，幫我們停車費折半。我們開始覺得，接下來一切都會好好的。

我們上車，傑特第一次坐後座，啟程回家。路程很短，雨果緊抱方向盤，開得特別小心，但傑特卻尖叫一整路。

「可能陽光太刺眼了？可能他對車子害怕？他會習慣的。」我說，但暗自想著：「喔天哪，我以為接下來都沒事了，但可能還沒？他為什麼叫成這個樣子？」跟著我們回家的這個陌生人到底是誰？

我告訴自己，到家後一切都會沒事。感覺應該要很美好的，但並沒有。雨果秒睡，傑特爆哭，我從胃底隱約感覺不大對勁。這跟傑特大哭無關，是一種油然而生的恐懼感。我餵傑特吃奶，他安靜下來，我腦中閃過各種想法：

我創造了一隻索求無度的尖叫外星生物，而且我不知道一切是怎麼發生的。身體感覺再也不是自己的。說到底，我究竟幹嘛要生小孩？我怎麼會考慮這種事呢？也許寶寶已經毀了一切？也許寶寶已經搶走我的人生？我犯了大錯。噢天哪！有這些想法的我真是壞媽媽。太棒了，我是個壞媽媽，但我根本還沒開始呢。給我一個機會吧——算了，不，我不想要什麼機會。我就失敗吧。我連問題在哪都不知道……但我真的好害怕。我不想當媽媽。我做不到。

「這感覺不對。」我低聲對雨果說。

「當然對！」他回答，眼睛依然閉著。

「不對。哪裡不大對勁。」我低聲回答。

「沒什麼不對勁的，妳沒事，傑特也沒事。我們只是被嚇到了，就是開頭不太順利，就這樣而已。試著睡點覺吧。」

「我不確定到底為什麼，我應該要感覺很棒才對啊！一切都就緒了，但我說不出哪裡有問題。事情不大對勁，」我搖頭，「我真的不大對勁。」

生小孩前我害怕的事

- 鬼。
- 有人闖入家門。
- 任何可能害你打斷牙齒的東西——包括直排輪、四輪溜冰鞋和滑板。

- 斜坡。
- 山丘。
- 山。
- 沿著山坡而上的山路。
- 黑暗。
- 自己一個人睡。
- 斯特雷特姆區（Streatham）。
- 指甲或牙齒刮過粉筆。
- 女巫。
- 森林。
- 萬聖節。
- 殭屍。
- 食人族。

- 幽靈列車。
- 任何像《大法師》（*The Exorcist*）裡面一樣跟魔鬼有關的事。
- 邪教。
- 氏族社會。
- 跟蹤狂。
- 沒來由不喜歡我的人。
- 被排擠。
- 攀爬圍籬。
- 銀行來信、稅務、帳單等郵件。
- 新聞。
- 死亡。
- 家人死亡。
- 藥物。

20 童年時最深沉的恐懼

恢復期間，恐懼感常常侵入大腦。我在怕什麼？是想像力搞的嗎？是我把自己推向恐懼嗎？是我潛意識裡自討苦吃嗎？我的想像力有強大到能蓋過人生中「最快樂」的時刻嗎？是我的大腦像孩子般，看到了某個想玩的東西，於是決定來個假戲真做？那為何是現在？為什麼我的人生，非得選擇在這個時候來打擊我？我還以為自己很堅強，以為自己很了解自己。我忍不住回想，也許能在過去歲月中找到隱藏的答案？

十二歲時，我們搬出位於布里克斯頓（Brixton）那間舒適、溫暖、繁忙、我稱之為家的地方，住進一棟距離市區較遠、又大又舊的老房子。房子有挑高的美麗天花板、功能完好的火爐和原木地板，但讓人感覺空蕩陰冷。我們感覺自己像入侵者，借用了某人的空間；怪襪鬼魂躲在散熱器後；窗台上的眼睫毛；壁爐架上的灰塵。那間房子有什麼地方不太對，讓我和弟弟、妹妹每晚都擠在同張床一起睡覺。

媽說那間房子鬧鬼。她會給房子的過去編織各種異想天開的故事，說她能聽到彈珠滾過地板的聲音，說有張木椅子會拖著自己到房間另一頭去，說如果我們仔細聽，就能聽到小小朋友在牆壁之間唱歌的聲音，說第二級階梯會趁你不注意的時候害你滑倒。

有天晚上，弟弟說有「鬼魂」把他舉起來往床頭板撞，還想弄斷他鼻子（不過他會夢遊就是了）。妹妹黛西則說，有次她的臥室房門半夜突然甩開，一個全身纏緊繃帶的人走進來盯著她，嘴巴張得老大，背後強風呼嘯，像捲起一陣沙塵暴。還有一次，繼父的母親謝謝我和黛西晚上拿了一杯水去給她喝，還說小女孩們戴著小童帽，但我們根本沒有。

媽對於家裡有「東西」和我們共享住處很是興奮。她說我們應該把這些魂魄當作朋友。有時候，為了嚇唬我們，她還會假裝在跟他們說話。她在房裡擺滿動物標本、水母玻璃罐、昆蟲標本、宗教用品、大煙火棒等等各種怪玩意兒。放假時她會出門帶回一堆不知所云的藝術品、老物件和古董——詭異面具、死掉的魟魚、發黑的骨頭、碎瓦礫，還有古老樂器。房子變得越來越像古玩店。鬧鬼博物館。

成長過程中，我一直想為這團混亂找個解釋，合理化每張碎裂的陶土面具、每條小提琴弦、廢書的每一頁、畫布上的每一道筆觸、每個甲蟲殼、每顆鱷魚牙齒，暗自希望他們不會活過來。

想像力是我的超能力，卻也能耍手段作弄我。外在世界沒有什麼比我自己的大腦更能讓我嚇破膽的——它比誰都懂得如何嚇我。

有天，我一個人在家念書準備考試，聽到彈珠滾動和椅子拖行聲。我嚇得跳起來跑到大門外，一手拿熨斗、另一手抓著無線話筒大喊：「我不能幫你！我不想看到你！不要來煩我！」

一般人是在家裡比在街頭更安心，但我們不是。

爸媽就是在這間房子裡分開的。房子吸走了所有的邪惡情緒。我很怕鬼魂和入侵者，但這些恐懼都比不上害怕自己的家庭碎裂瓦解，害怕所愛的人離開。

生下孩子後我害怕的事

- 壞事找上孩子
- 壞事找上先生
- 成為壞媽媽

・孩子成年後不想來我家吃飯
・被困在自己的腦袋裡
・腦袋壞掉
・孩子被帶走
・沒辦法照顧孩子
・不相信自己
・睡覺時做了愚蠢／危險的事
・動手術
・失眠，受不了失眠，腦袋壞掉，然後被動手術
・活在與其他人都不一樣的現實裡
・活在與其他人都不一樣的現實裡而且毫無自覺
・活在與其他人都不一樣的現實裡而且心知肚明
・想著自己應付不來

- 自殺
- 自殺後被家人發現我死了
- 搖籃曲
- 妄想
- 聽到聲音
- 嬰兒玩具發出的音樂
- 白噪音
- 童謠
- 遊樂場
- 我的血壓
- 醫療介入
- 我的想像力
- 沒有想像力

- 電痙攣療法
- 找不到自己
- 沒有創造力
- 成癮
- 胡思亂想
- 受到驚嚇
- 陷入偏執
- 假性懷孕
- 刀子
- 監獄
- 孤立
- 獨自死去
- 再度懷孕
- 看見過得不好的自己

第三章

孩子，為什麼我沒有想像中愛你？

有股外在壓力逼著我應該要對寶寶著迷，
而且認為我理當知道要做些什麼。
也許是我太天真，但我相信聽從直覺就對了。
結果沒一件事讓我符合直覺。

21 我曾經也有自己的人生

我滿心期待會瘋狂愛上自己的寶寶。我在社群媒體上到處看到這種照片，媽媽又哭又笑，胸前抱著全裸的寶寶，肌膚相貼、堅定不移、美得令人屏息。我從小就在電影裡看過這類場景。生產中的女人痛苦尖叫，孩子出生，突然間媽媽破涕為笑，留下又痛苦又喜悅又如釋重負的眼淚。這是她這輩子最美的時候。汗水淋漓、淚眼汪汪，全身散發光芒，剛執行完她「天生就會」的任務，做完她「身為女人的功課」。她低頭望著懷裡的新生兒：「她好漂亮對不對？長得像妳。」

這種感覺在頭幾週從沒來過。沒我的份。對我來說，傑特就像隻我沒辦法棄養退貨的寵物。我什麼時候才能有任何類似愛的感覺？

白天，我們像細菌繁殖一樣，占據客廳各處。我會坐在沙發角落，穿著厚墊內褲和哺乳內衣餵奶，背靠著體積龐大的孕婦枕，上面到處都是茶漬、血漬和寶寶的吐奶痕跡。邊桌上放我的必需品：乳頭護理霜、茶、水、普除痛錠、手機、衛生紙、餅乾、遙控器，以及無數條拿來擦吐奶、打翻的牛奶、茶和眼淚的紗布巾。有時我們會放音樂，但所有聲音聽起來都太大聲。我也不想聽以前愛聽的歌，不想把它們和這些事連結起來。

我沒辦法看書、看電視，我笑不出來。我不想出門、不想看到任何人，但又有濃濃罪惡感，好像自己應該把傑特炫耀給全世界，介紹他認識每個我愛的人和地方。

傑特開始脫皮（晚產兒通常會這樣），我卻難以忍受。這麼小的東西對我來說竟然是這麼大的負擔，還讓我陷入各種詭異的奇想。他是外星人嗎？脫皮會死嗎？他生病了嗎？我的胃不停翻攪，思緒混亂、心臟砰砰跳。我知道自己在家裡，但感覺卻像在平行宇宙。一切如往常，卻又不一樣。

一切確實如往常，是我變了。我從來沒這麼不快樂過。但雨果對傑特著迷到不行，傑特是他的迷你版。對，雪上加霜的就是小孩看起來完全跟老爸一模一樣！醫院的助產士解釋，演化機制透過方法連結爸爸和寶寶，就像大自然版本的滴血驗親一樣。

這是在跟我開玩笑嗎？為何？為了爸爸的自尊嗎？好讓他確定女友沒有偷吃？因為看迷你版的自己吸吮女友的奶很爽嗎？雨果在傑特出生前甚至沒抱過新生兒，事實上，傑特準備出生前幾分鐘，他甚至還問我：「他生下來會有牙齒嗎？」

有股外在壓力逼著我應該要對寶寶著迷，而且認為我理當知道要做些什麼。也許是我太

天真，但我相信聽從直覺就對了。結果沒一件事讓我符合直覺。

雨果以前曾經會幫我做「起司鹽味」三明治當午餐，現在他每天早上端蔬果汁和熱茶到臥房給我，拿藥給我吃，幫我大腿打針。我照顧傑特，他則得照顧我們兩個。

他比以前更快樂、更完整了。他怎麼有辦法回到這團龍捲風出現前的那個他？他怎麼能馬上跟寶寶產生感情，我卻無法？他怎麼有辦法覺得傑特可愛，傑特做什麼都能逗笑他？為什麼他已經開始覺得可以再生一個？不要再拍了！我恨相機。這不可能是真的。我被糊里糊塗騙去生了小孩！全世界都騙了我，真不敢相信我竟然上當，我怒到不行！

我看著雨果拿手機拍下傑特咯咯笑的樣子，親他、抱起他，還開始把他打扮得像迷你雨果，彈吉他唱歌給他聽。為什麼我沒有一樣的反應？我曾經確定自己能當個好玩有趣的媽媽，但我現在不是。我對其他人的寶寶不會這樣，為什麼對自己的寶寶這樣？為什麼對自己的寶寶這麼差？

我想說：「孩子，知道嗎？在你出現之前，我也有自己的人生。我也很有趣，跟你爸一樣。不對，老實說，我才是那個有趣的人。你隨便問一個人就知道。我行程滿檔、有朋友、有過去、有想像力、有個性。在變成一隻不穿內衣拖著寶寶大便走來走去的骯髒騾子前，我甚至還有點性感。我有夢想！只是現在再也找不到了。但我真的有，跟你保證。我曾經是號人物。我是……我真的是。」

22 不要再叫我睡覺了！

日子漫長無比。我知道傑特睡覺時我也該睡，但就是無法。「妳真的該睡一下。」不要再叫我睡覺了！我知道！你以為我不想睡嗎？這種壓力只會把睡眠推得越來越遠，而同一時間，雨果則打呼爽睡。

於是我坐在我那悲慘小角落裡，盯著電視螢幕放空，瞳孔放大而空洞，任螢光跳動閃過。後來我看到自己那段日子的照片，目光呆滯，像尊蠟像。

我回想以前我們週日都怎麼過：宿醉，睡睡醒醒，蜷縮在彼此臂彎中看電影，叫外送來吃。為什麼現在就不能像當時那樣，只是多一個寶寶呢？聽起來像癡心妄想。

時間變得抽象，我匍匐爬過白天，只希望它趕快結束，進入夜晚，然後就是新的一天，也許明天一切會有所不同。但夜晚最糟。那時是二月，白晝又短又寂寞，任憑夜晚吞噬一切，逼人窒息在麻木的沉寂之中。陰鬱層層堆疊。

本來的計畫是讓雨果晚上睡覺，這樣他白天就能照顧我們兩人。我「照理來說」能一次睡四十五分鐘，然後被嬰兒床裡的傑特哭聲吵醒，餵奶一小時左右，然後再回去睡四十五分鐘，接著從頭再循環一次。如果計畫成功，我猜我總共可以睡上幾個小時，但實際上卻不是這麼運作。

我記得有個男的曾經說過：「新生兒超好顧：就是睡覺、醒來、餵奶，然後再回去睡覺。超簡單。」

喔，是喔。那什麼狡猾的原始第六感搞得新手媽媽超敏感，所有噪音、不尋常的味道，通通不能放過，像隻警犬一樣，好像臍帶從來沒斷開似的。

我隨時處於恐慌模式，明明已經累到不行，卻無法放鬆，同時還搭配白噪音背景音效，是我們用淘汰 iPhone 放給傑特聽整晚的聲音，一種悶悶作響的邪惡警鈴，分分秒秒吱嘎叫著。

另外還多一層心理壓力：因為他出生時體重過輕，要趕快追上標準，所以我們一頓奶都不能錯過。餵奶是我的工作，我不做，他就會挨餓。

我餵傑特吃奶，然後在手機上記錄他吃了多久，是吃左胸還是右胸，這樣才知道下次要換餵哪邊。聽起來超簡單，實際上卻讓我覺得非常混亂，腦袋要爆炸了。

普除痛錠

右胸開始二三時〇五分——十五分鐘

換尿布——大便＋尿尿

左——二三時二九分到三五分

換尿布——大便＋尿尿

右——一時一九分到三四分

左——二時三〇分到三時三〇分

右——三時三〇分到三時四五分

換尿布——尿尿＋大便

左——三時五五分到四時〇一分

右——四時五三分到五時一三分

換尿布——大便＋尿尿

傑特常常吃奶吃到睡著，我得讓他保持清醒才能順利餵食，要搔搔他的腳趾或摸摸他的頭髮，確保他好好喝奶，這樣他才能睡，好讓我也能睡。

有一部分的我認為他會死掉，那我幹嘛要費心思餵他？我這樣是在拖延遲早該發生的事嗎？如果他死了，我會鬆口氣嗎？我真的恨透自己想這些有的沒的。

就算他真的順利睡得比預期久一點，我也還是得設定鬧鐘叫醒自己，準備下次餵他。我的手機上有一堆時間荒謬的半夜鬧鐘。

我也沒辦法餵「迷糊奶」，醫護人員不鼓勵我讓他在奶上睡著，因為他體重實在太輕，所以我得把他叫醒吃奶，把奶塞進他睡著的小嘴裡，那感覺真的很差。

「絕對不要把熟睡的寶寶叫醒，」他們說。嗯，但我叫醒他了，一次又一次。

奶來，燈暗。我得抵抗睡意，很怕沒抱好他，讓他掉到地上。我彷彿能看見醫院的助產士拉開布簾，教我該怎麼把他放進他的塑膠小床裡。不是那樣，是這樣。我只能坐好，坐在臥室裡，坐在暮光中，意識模糊、昏昏沉沉。

這根本是不可能的任務。大家到底是怎麼做的？怎麼會有人這樣做？我們是怎麼維持人口的？為什麼我們還沒通通絕種？可以簡單點嗎拜託？

我一把傑特放下，衝回去閉上眼睛，他就開始尖叫，為了還想再吃奶，或因為尿布髒了，這時我就得起來幫他換尿布，像個笨手笨腳的小偷，在黑暗中就著一旁的小夜燈光移動，然後就得再餵他喝一點奶，才能安穩下來。有時我以為他在喝奶，但實際上他只是咬著安心而已，那我就得再餵他喝一次奶。一切的一切都在我毫無體力的狀況下進行。

「把他帶到床上跟你一起睡啊。」朋友說。

可是萬一我們壓到他呢？萬一他掉下床摔死呢？**根據病房助產士的說法，母嬰同床絕對不可行，簡直是犯罪！**所以我只能滿屋子跑，搖啊搖到他安靜，有時得試很久才能成功，輕輕把他放回小床上，胸貼著胸，連自己的臉也都貼到床上了，還得暫時閉氣，搞得像在玩什麼疊疊樂一樣。最後終於踮腳走回床上，回到熟睡的雨果身邊，想著自己只能小睡四十五分鐘。有時我只能睡十五分鐘，因為得從上一餵開始餵，而且要是越久才能入睡，睡覺就越沒意義，因為他只會醒來還想再喝。這一切荒謬至極。不對，根本是酷刑！

入睡的壓力變得極大。如果我沒睡，就無法面對隔天的事情，無法正常運作。詭異的是我卻精神很好。我開始懼怕咖啡因，白天不想喝茶、咖啡、氣泡飲或巧克力。基本上，多數爸媽賴以為生的各種提振精神食物，我都無法。

雨果每天早上醒來問我睡得如何，我總回：「沒睡。」

看著他眼角的睡意，我恨意滿點，那充分休息的證據離我是如此遙遠，但接著我又會對自己更加失望，怎麼可以為這種事對他生氣？他自願提議陪我熬夜，但我們兩個都累垮的意義何在？**我明白自己的責任，我知道我是親餵者，我知道自己就是注定無法睡。**

但我不會累。問題就在這裡，我全身充滿腎上腺素。

「去睡就對了啦。」嗯，對，謝謝喔，我知道要怎麼睡，在這之前我已經睡了三十一年了。我躺著，心臟砰砰跳，頭昏腦脹，血液竄流，流經各種最糟情境，沿著腦袋這條骯髒小徑四處竄動。

我要怎麼知道他喝了多少奶？舌頭緊的問題呢？他真的有好好吞下去嗎？還是只是吸安心的？如果他死掉怎麼辦？要是我以為他睡著了，但他其實正在死去怎麼辦？也許我不該愛他太多，以免他真的死了？我好累，照顧不了他。要是我永遠睡不著怎麼辦？如果我心臟病發呢？要是雨果因為我是個壞媽媽而離開我怎麼辦？我會孤單一人，又瘋又孤單。如果我做不到怎麼辦？大家會怎麼說？為什麼我無法感覺正常？這樣一直不睡，我永遠不可能感覺正常，但我就是睡不著！完全無解。還有要是傷口裂開怎麼辦？要是感染呢？如果血流光了怎麼辦？如果我得再回醫院呢？我聽過剖腹感染，有個朋友遇過。我也會遇到，我知道我會。

我該叫醒雨果。這是個叫醒他的理由，這樣我就不會孤單了。雨果，對不起把你叫起來，你確定我的縫線不會裂開嗎？有流血超過原子筆線嗎？雨果，醒醒。要是我實在太累太錯亂，不小心把傑特摔下去怎麼辦？等等，如果我不小心把傑特弄死怎麼辦？我得找人談談……這樣正常嗎？

我到底是怎麼了？

23 我發現，自己好像越來越不對勁……

有些地方不大對勁。我從來沒這樣過，真的嚇到我了。我需要幫忙，但又不想承認自己在掙扎。我怕健康探訪員會因為擔心而把傑特帶走。我無法跟朋友說，因為怕被她們評斷，說我連自己的小孩都照顧不好。問題不在那些實際的東西上，大便、尿布，或搖寶寶哄睡之類的。是別的什麼。

我感覺不像人類。我不溫暖、不友善也不惹人愛，沒有母愛、不像女人。沒個「媽媽」

該有的樣子，我真的做不來。我認真需要實際的幫忙。

我為自己哀悼。我想念自己，而且完全沒機會和自己道別。

我忌妒我朋友。我還有好多事還沒做，都來不及了。

我飽受摧殘。我很痛苦，拜託幫幫我。

人家說缺乏睡眠可能引發憂鬱，這是一個可能原因。但失眠是這種病的症狀，我不是因為睡不著而生病。我是因為生病所以睡不著。

我會努力說服自己，每天早上帶著全新加強版的積極和正面能量醒來。沒問題的。今天我會把該做的事做得漂漂亮亮，一切回歸正軌。

爸媽說我們小時候家裡從來沒有所謂的規律。他們會邊搖我們邊聽凱莉・米洛（Kylie Minogue）的歌，讓我們在他們身上睡到凌晨一點。如果出門，我們會到處跑來跑去直到沒力為止，然後睡在酒吧桌上，身上蓋著他們丟過來的皮外套，結果我卻在這邊跟百葉窗和插電室溫計角力。

整個混亂生產過程和住院期間，我得被迫放下所有主導權。現在回到自己家了，我下定決心要讓事情回歸正軌。我決定雨果應該記錄下傑特白天的一舉一動，大多時候都是一樣的：睡覺、大便、餵奶。我逼他在紀錄簿裡劃出一欄一欄，然後登記每個小時的餵奶紀錄（左奶或右奶、餵了多久）和睡覺紀錄（睡多久）以及換尿布紀錄（時間、尿布裡有什麼）。

我開始執著於分析時間和間隔長短等等，以為有什麼模式可循，騙自己相信有套規律作息正在慢慢成型，試著說服自己傑特跟時鐘一樣規律運轉中。

他是新生兒；他的表現就是新生寶寶會有的樣子。我拒絕追隨任何育兒大師的規則，然後建造自己的奇怪規則，雨果竟然還乖乖照做，老天保佑。後來我把那本紀錄簿丟了，它讓我看得不寒而慄。

我寫了封落落長的簡訊解釋生產經過和傑特體重過輕的事，基本上我通訊錄裡的所有人都收到了。我覺得有必要解釋我們遇到什麼事，以及為何都沒消息。我寫完後念給雨果聽，還記得他看起來有點困惑，不懂為什麼我要寄這封簡訊。「我不覺得大家會預期聽到我們的消息，」他說。「我們才剛生完小孩耶。」

他說得沒錯。這樣很怪，我知道。我收到幾封同情關心的回訊，讓我覺得更怪。

幾天後，助產士首次來訪。那個時候，我以為我做得超棒。老天，事實上根本完全不是這樣！

剛生完小孩的人，大家會預設你沒洗澡、穿著睡衣，水槽堆滿髒碗盤，洗衣籃爆滿，且家裡到處都是茶杯。但我家卻無懈可擊，而且我根本不是個乾淨整潔的人。我家地板乾淨到可以直接把食物放在上面吃。家裡靜悄悄的，但我根本不是個安靜的人。連根針掉到地上都聽得見。

助產士抵達時，我像個一九四〇年代的家庭主婦那樣，想要完美掌握一切，頂著美美的捲髮，還擦上無懈可擊的大紅色口紅。我給傑特換上了乾淨潔白的寶寶衛生衣，讓他安詳地在「Sleepyhead」床墊上乖乖熟睡，自己則在收email，用那種近乎「噢！我沒料到你會來耶」的悠閒口氣迎接助產士。超、詭、異。我還拿香氛機出來，擴香薰衣草和洋甘菊噴霧，而且，甚至還開音響播古典音樂。他媽的到底是怎樣？

然後，重頭戲來囉：我把驚悚的「紀錄簿」攤開平放，大方展示，等著助產士來檢視我莫名其妙的草寫和了不起的嚴謹紀錄，然後瞠目結舌地稱讚我：「妳超棒！我從來沒看過這麼了不起的，妳整個完勝新手媽媽關卡！」

但她沒有。她露出擔心的表情。她嘟囔著，視線銳利地看著我的眼睛。「妳化妝？」她說，用一種像在質疑別人說謊的口氣。「對於哺乳時間和尿布有個大概的概念是不錯，但不需要做過頭。」

做過頭？我暴怒了。

她為傑特量體重。他赤裸瘦弱的身體在體重秤上扭來扭去，看得我心寒。我很緊張，不過他增重了！真是大好消息。她說我做得很好，我好驕傲。這是唯一重要的事。「繼續保持下去。」她說一切都值得了。

我告訴她我很擔心自己的傷口會裂開（其實完全沒事），但她叫我繼續補充鐵質，因為剖腹的時候部分失血。她要我們「享受這段寶貴時光」，因為這段時光「一轉眼就過去囉」。會嗎？我倒覺得自己像是在水泥池裡游蛙式。

我在她身後關上門，聽到她鞋跟踩踏上外頭街道的聲音後，表演終於結束。關掉薰衣草香氛、關掉古典音樂。我洗掉妝容，笑容消失。我暗自恐慌失血的事，我確定自己嚴重缺鐵，目前產褥墊上還是很多血。我可能會把血流光？要怎樣才能造更多血？而且還要夠快？

我不想讓雨果出門，所以請他叫他朋友馬上帶牛排、液態鐵補劑和菠菜過來，搞得像我們在躲債主但急需物資補給一樣。雨果為我煎了一塊血淋淋的牛排，我像頭嗜血怪獸般大吃，配著綠色的菠菜果昔通通吞進肚子裡，還一邊餵傑特吃奶。

有什麼壞事要來了，我很確定。我開始檢視鏡中的自己：我要四分五裂了。我越來越蒼白。我缺乏維他命D。我缺鐵。我沒有免疫系統。我好虛弱、好脆弱。我的母乳不夠餵飽我的寶寶。要產乳就得睡覺。他不能體重變輕。他會死。我們兩個都要死了。

我叫雨果把所有的祝賀卡片都收起來——這些每天都會收到，還有鮮花、餅乾、蛋糕、包腳衣、吊掛玩具、手搖鈴、玩具、泰迪熊、兔兔、寶寶書。太噁心了，在桌上堆成一座小山。我說：「又沒什麼好慶祝的，為什麼要慶祝這個？」

我們剛生下一個美麗的男嬰，但我卻感覺像有人過世了。雨果看起來頗受傷。對他來說，這是喜事，但他還是照我說的，把所有東西都丟了。後來家裡看起來淒涼悲慘。我罪惡感又更重了。我們像昆丁·布雷克（Quentin Blake）[3]筆下的人物，灰黯、褪色。我幾乎回絕所有訪客，多數時候都病懨懨的。

傑特的大便顏色很怪，我拍照傳給助產士看，她說沒問題。我覺得她在騙我，我想叫她拍下她看過的所有尿布證明給我看，但制止了自己。

一天早上，傑特臍帶脫落，掉在他的尿布裡，這件事讓我大為振奮。我叫醒雨果，把小小的臍帶和臍帶夾放在他胸膛上，我們雙雙微笑。我隱隱希望事情會越來越好，而這就是時間正在過去的痕跡。

下一次助產士來訪時換了個人。也許他們想參考不同人對我的評論。也許她會欣賞我的紀錄簿？不，她真的不喜歡。怎麼會喜歡呢？那根本就像跟蹤狂的祕密日記。她說：「妳得把一天看成二十四個小時——對新生兒來說，沒有什麼日夜之分。你不能強迫未滿六週的寶寶發展出什麼規律的作息。衣服脫了、跟他待在一塊就對了。」

我就是想這麼做，但做不到。我告訴她覺得自己不太正常，胸口壓力莫名地大，像要燒起來一樣。我告訴她我覺得不舒服，喘不過氣。她說胸口的壓力可能是母乳在分泌，有聽人這麼反應過。但我知道這不是生理性的，是心理性的。

我開始懷疑大家都在討論我的事。起初只是一顆小小的種子，但一旦深埋進腦袋後，妄想開始迅速壯大。我開始深入剖析朋友傳來的所有訊息，留意家人和雨果發出的任何訊號。

我的行為越來越奇怪：開始忽略朋友，這樣大家才不會談論我。我不相信自己說的話，所以乾脆閉嘴安靜，以免過度自我分析。我開始越來越不照顧自己。我常常哭，大多都偷偷

3 英國漫畫、插畫家與兒童繪本作家。

哭，眼淚濺落在傑特睡著的臉龐上。

「怎麼了？」雨果問。

我說我回想起生產時的畫面，但事實並非如此。我變得陰晴不定。後來，我開始找朋友的朋友、點頭之交、任何我知道有小孩的人。「我真的感覺很怪又很糟，這正常嗎？」「寶寶一出生你就愛他們嗎？」他們通通都回答自己和我有一模一樣的感覺，每個都說之後會「好很多」，說有天我就會「推著嬰兒車出門，覺得OK！我沒問題了！」

朋友叫我改餵配方奶。「沒什麼大不了的。」他們說。但餵奶是唯一一件我知道該怎麼做的事，而且**我覺得自己跟寶寶沒什麼感情，我怕一旦不餵奶，我們就真的失去連結了。這樣一來，寶寶就完全不是我的了。**

他們說，我只是有點「產後情緒障礙」（Baby Blues）。顯然如此。「每個人都會啊。」「這很常見，就是賀爾蒙造成的，調適一陣就好了。」「經歷過那樣的生產，妳期望要有什麼感覺？當然不可能感覺正常啊。」「會過去的，別擔心。會過去的。」

我們帶傑特出門散步。天氣極冷，嬰兒車裡的他看起來好小一隻。雨果和我邊顫抖邊穿越公園，任何噪音都能嚇到我們，彷彿大家都在看我們似的。在超市時，幾個年輕人欣賞著睡著的傑特，驚嘆：「噢噢！他好小噢。」我聽了好想大吼：「你怎麼可以這樣說！」我得離開現場坐下冷靜。世界天旋地轉。我想回家，但又不想回家，有很不祥的預感，覺得自己會死在那裡。

24 終於有勇氣預約掛號

我唯一知道該怎麼做的事，就是餵奶。要是不能餵了怎麼辦？我買了五十英鎊（約兩千元台幣）的乳頭修護霜以防萬一，還叫妹妹黛西來幫我把保鮮膜剪成一小片一小片，蓋在乳頭上，避免乾燥或痠痛。我如果沒在餵奶，就是在給乳頭擦修護霜、黏保鮮膜。我在家裡到處設置小小哺乳站，到處放一條條修護霜和一疊疊小保鮮膜。

不久後，傑特開始在吃奶時發出嗚噥聲，原來他差點噎到一片我忘記撕下的保鮮膜。後來，窗戶一開，風就會把保鮮膜吹進嬰兒床。我腦中浮現保鮮膜片在傑特睡著的時候，害他窒息的畫面，馬上奔走家裡各個角落，把黛西才剛剪好的保鮮膜片通通丟掉。

傑特神奇地穩定增重中，但隨著小紅冊子裡的體重紀錄逐漸增加，進入下一格百分點，我感覺自己逐漸淡出這一切。我真的完全不在乎了，對他、對我自己都是。我正逐漸消失。

外頭下著雪，倫敦陷入一片寂靜，我坐在沙發上，很確定自己心臟病發了。我打電話給助產士，問她有沒有這個可能。我終於有勇氣跟雨果說我得就醫了。

媽說我這是產後憂鬱症，但我不覺得，因為我還是能欣賞雪花那棉柔閃亮的魔力，欣賞它讓世界變得安靜，讓街道進入沉睡。所謂沮喪到底是什麼感覺？

我預約掛號，媽幫忙看顧傑特，我和雨果出門去看全科醫師，掛號一號。黑漆漆的街道佈滿一落落雪花，像黑白顛倒的乳牛斑點。我陷入妄想，害怕所有人。走路感覺腳沒踏到地板。我能感覺到雨果的手掌，卻無法好好握著。

「有夠冷。」雨果說，但我渾身麻木，什麼感覺也沒有。

醫師張著她溫和的藍色大眼睛看著我，語氣平靜地問我，是不是生產時的畫面一直在腦中打轉。

我說是，但事實不只有這樣。我感到恐懼、末日將至、暴風雨醞釀中。然後還有其他的，像隻毛被逆梳的貓，好像被閃電打到，身上佈滿靜電、電荷滿滿。

醫師表示我這是創傷後壓力症候群。我點頭，但心裡知道不只這樣而已。她說她能幫我開點抗憂鬱劑，但也許我該等等，等賀爾蒙消退下來、我能睡覺時再看看狀況。

她叫我可以的話用擠乳器集乳，讓雨果負責半夜餵奶，我好好睡一覺，隔天再戰。她保證情況會越來越好。她看起來好美、好健康、好正常，而且無憂無慮。她能像個健康的普通人一樣，白天做事，午餐吃三明治，然後回家，回到親愛的孩子身邊。真希望我是她。

走回家的路上，我們在咖啡店停一會，我整個人不對勁。雨果點了咖啡和可頌，而我看著他，感覺他像在吃狗屎。視線裡，色彩逐漸褪去。我被困在自己的腦袋裡，不知道自己是怎麼來的，又該怎麼出去。在我變得一心一意只想著自己到底在想什麼之前，我到底都在想些什麼？

我深陷在自己的體內了。沒有距離，沒有空間。我沒辦法這樣子活太久——沒辦法看電影、聽人講話、讀書。每走一步路，內在思緒都緊抓著受困的腦袋不放。

回到家，寶寶還在那裡，我媽抱著他，邊看電視邊笑。看著她一如往常的樣子，只讓我覺得更不足夠、更不對勁。

全科醫師打電話給雨果。她人真好，還不嫌麻煩地打電話來。她和同事討論過，對方說我可能只是有嚴重適應障礙（Severe Adjustment Disorder），她開給我一週份量的低劑量藥物，藥名叫思樂康（Quetiapine），作為助眠劑。她還補充表示：思樂康是用來醫治思覺失調症的藥物，但我不用擔心，吃了還是能繼續餵奶，還有助我入睡。

雨果試著安撫我，但太遲了。連「思覺失調症」這個詞都嚇到我了！一顆恐懼的種子已深埋腦內。

媽和黛西來過夜，好讓雨果和我休息。她說以前生我的時候，助產士都會讓媽媽們先睡飽一整週，只會在餵奶時把寶寶帶進來。她說我需要好好休息，才能產後復元，而她的功能就在此。

我不想吃藥，但又不想讓任何人失望，所以只好乖乖照做。我洗了澡、餵傑特吃奶、吃了思樂康，等著它發揮藥效。雨果在床上摟著我，念書給我聽。

藥效馬上發威，我像跌入無底電梯洞一樣，肌肉抽動一下，然後就睡著了，睡了整整八小時——兩週來第一次一覺到天亮。醒來時，胸部脹滿了奶，腫成兩顆大氣球，準備噴發。我精神抖擻、元氣滿格到不可思議。媽和妹妹都笑我那A片女優般的胸部。我趕緊擠奶，瞬間得到解放。

「早安呀，寶貝。」我對傑特說，我發誓他也有對我微笑。

醫師說得對。我只是在適應當媽媽，調適生產時的衝擊。我回門診告訴他我睡滿了八小時。「這比多數人都還好耶！」她說，「特別是新手媽媽！」

她說事情會越來越好，但也提醒我會有時狀況好、有時狀況差，我想著：「隨便啦，別再潑我冷水了。」

接著她說我該吃滿一整週的思樂康。什麼？她難道看不出來我已經恢復正常，大家都可以停止擔心了嗎？她到底有什麼問題？感覺她是想要我失敗，要我對思樂康成癮！我不相信她。不該相信醫生。

「我好多了，」我告訴她，但選擇不告訴她我現在覺得自己有思覺失調症。這是我的祕密。偏執來了。我跟雨果說我不喜歡那位全科醫師，媽和黛西又回來在我睡覺時照顧傑特。

我吞下一碗義大利麵，餵了傑特，然後爬上床——但是這次，助眠藥沒效。

我叫醒雨果。「雨果，我睡不著，拜託醒醒，拜託不要睡著，不要丟下我。」

他嘟噥了一聲，摟我一下，親我額頭，然後轉過去繼續睡。當然，他跟我一樣累壞了。

我陷入恐慌，跑去找媽和黛西，兩人正在客廳沙發上睡覺，我向她們哭訴自己睡不著，還得用氣音說話，以免吵醒傑特。黛西看起來很擔心，我不想看到她擔心，所以爬上沙發，在她身邊縮成一團，假裝自己在睡覺，但其實腦袋轉個不停。我的寶寶在她們兩人中間輕輕睡著。他在睡覺時，我幾乎能假裝他並不存在。

隔天晚上我沒睡，後天晚上也沒睡。我開始在自己腦袋裡織網，覺得這才是真正的我。我是個祕密思覺失調者，四處打撈自己生病的證據。天哪！這些想法變得越來越猖狂：我一直隱瞞自己的真實身分，一輩子過著另一個人的生活。我開始拿以前做過的事審判自己，七歲、九歲、十四歲，拷打自己年輕時沒好好照顧我的寵物和植物。證據就在那裡。所有我本來該為別人做的事，所有我讓人失望的時刻。我自私、我不可靠、不值得信任、不忠誠。所有我對他人展現的慷慨或善意，背後都有殘酷的動機。我是個冒牌貨、我是騙子、我是個笑話、是寄生蟲，假裝為孩子寫作，其實我根本痛恨小孩……之類之類之類的，我不斷折磨自己。我開始越來越關注自己漫無邊際的墮落，越來越不在意傑特。我是等著引爆的定時炸彈，和自己的瘋狂賽跑。喔，天哪！

25 只有親餵，讓我覺得自己是個好媽媽

雨果傳傑特打嗜嚏的影片給親朋好友看，所有人都被融化了，驚呼他有多麼可愛。我只覺得有夠可怕，一想到他感冒就快嚇死了，我訂了一瓶超大的乾洗手以防萬一。

媽和黛西得工作，所以我還是做著所有「媽媽」的工作。我曾經想過給傑特喝配方奶，減輕一點壓力，但媽不同意，她說：「堅持下去，說真的，這樣能加強妳和傑特的感情，而且一旦度過這個關卡，你就會愛上親餵。更何況，要是現在放棄親餵，妳的體內會有更多賀爾蒙，妳會非常情緒化。」她順著我的頭髮鼓勵我：「再說，妳做得非常好呀！」

我並不覺得自己做得非常好，但媽是對的。**只有親餵讓我知道自己是個好媽媽；只有這一件事是除了我之外，其他人都做不到的。**

有一次，雨果家人來看我們，我把自己和傑特關在臥室裡，躺在黑暗中什麼也不做。真希望有個逃生門能逃出我自己的人生。

朋友叫我「放輕鬆，看看 Netflix」；叫我「享受這段時間」；叫我「趁妳媽照顧他時吃點助眠藥」；叫我「讓雨果負責餵奶」；叫我「換餵配方奶」；叫我「對自己好一點」。

對自己好一點？怎麼做？我恨透自己了。不是那種憤怒的青少年日記的「恨自己」，不是！我真的、真的、真實地痛恨自己。

我們去回診，這次帶上傑特。這次是另一位全科醫師，友善又溫暖，但我再次決定不要相信他。傑特哭了，我在醫生面前假裝懂得該怎麼安撫他。我不想要他們把傑特帶走讓別人領養。這些人，通通都是一夥的，我知道他們的把戲。

醫生看著我。他建議我思樂康劑量高一點，以助睡眠。他當然會這樣建議啦，想讓我上鉤嘛。我的腦袋早已認定高劑量也不會有用。

我的家人現在每天晚上都來過夜。客廳像格拉斯頓伯里音樂節（Glastonbury）一樣，到處都是毛毯、衣服和一袋又一袋的食物。大家一起露營。每天晚上壓力飆升，緊張氣氛堆疊，一切大小事都圍繞著我的睡眠打轉。每天早上，每個人都等著我回報戰況，好像我是童話故事裡，所有村民都願意陪我開趴過夜的公主。大家七嘴八舌提供各種建議和祕方。伸展、瑜珈、薰衣草、洋甘菊、櫻桃汁、吃飯、看書、泡澡、冥想。所有人輪流推我上床睡覺，但我只是躺在那兒，想著各種我應該做的事、所有我做不到的事。

我從來沒想過，把寶寶交給家人照顧的同時，我也搶走了雨果和傑特相處的時間。他告訴我他覺得自己有幽閉恐懼症、覺得受困，他覺得自己一個人就能照顧好我和傑特。這時，新的恐懼感開始一點一滴逐漸匯集，我覺得雨果才是真正的威脅來源，他才沒有能力照顧好我們的寶寶……雨果才是有病的人！

我持續擠奶，但奶量不斷減少。我坐在擠奶器旁狂擠。包裝盒上，一位職業婦女身穿經典專業的商務套裝，一頭柔順金髮，化著完整全妝，對著話筒嚴肅談判，大宰肥羊客戶，同時間輕輕鬆鬆地擠出源源不絕的母奶。至於我，卻像要從石頭淬出鮮血一樣。

滴、滴、滴。我的母乳少得可憐，有一滴沒一滴，根本餵不飽任何人。但這不是因為我沒好好吃飯休息——我心裡清楚得很，原因是我越來越少親餵傑特，就是單純的供需法則而已。我太過受困在自己的腦袋裡，沒辦法長時間餵奶。我無法好好坐直，得不斷四處踱步，四處張望留意危險。而我越少親餵，母乳就越少，然後傑特就會哭，又餓又受冷落。**我的孩子無法理解，我不知道該如何愛他並不是他的錯。**

雨果對傑特說話，我卻想不到能說什麼。雨果說他發現傑特每天都有長大，我卻只看到一個寶寶，而且他可以是任何人的寶寶。但是，傑特同時也像是從我的胸口被剝出去的心臟一樣，我好想把他放回原本的地方。

媽委婉交代雨果去買點配方奶回來，以防萬一。那感覺就像我被解除任務，連自己唯一能做的事都不用做了。

吃雙倍劑量的思樂康後，我又徹底失眠到天明。我下床，媽在客廳，告訴我她昨晚餵傑特喝配方奶。她別無選擇。我看著空空的奶瓶和熟睡的寶寶，他得到他想要的了，我卻感覺體內的自己崩塌瓦解。我連餵飽自己的寶寶都做不到，一想到我整晚躺在那裡不睡覺，而我的寶寶正在餓肚子，就感到自己徹底無用，好像我根本不是他媽媽。我甚至不能推託是因為整晚哺乳才沒睡，現在這真的是我個人的問題了。

媽和黛西累壞了；她們整晚負責餵傑特吃奶、哄他入睡，白天還得上班。這樣撐不了多久。媽突然叫我去跑步。

「去跑步？」我理智斷線。「妳瘋了嗎？我兩週沒睡覺了，是要怎麼去跑步？」

「消耗掉那些……腎上腺素啊。」

「什麼腎上腺素？」我問，豎起全身刺，彷彿隨時會爆炸。「我才剛動過手術耶！應該要好好休息六週！」

但我卻在家裡到處踱步。貼在窗邊，看著外頭結凍的路面。每當有車子經過，我就縮起來，以為是救護車要來把我載走。到這個階段，我終於告訴雨果，我們得找個保母來幫忙。

26 可以嗎？我怎麼可以請保母？

雨果很不想請保母。如果請了，這段私密珍貴的時光，就不再專屬我們倆了，但那時的我已經太過漠然。每次我轉頭，就看到傑特在喝那什麼配方奶，這不是我想要的樣子。理性的那一半大腦換手接管場面，我變得強硬務實、一意孤行。即便現在回顧當時，我知道自己不太好，但無論做什麼事，都還是把傑特和雨果擺在第一順位，就算那些行為看似詭異或大膽，也全部都是為了他們好。

我這輩子從來沒雇用過任何人，我根本不知道自己想找的到底是什麼、要找誰。我從收到的第一份履歷開始讀起，但我搞不清楚這位保母費用多少、事情到底該怎麼進行，但看得出來她確實有跟產後憂鬱症相關的工作經驗。

我不想要找熱心過頭、替代「母職」，或會愛上我兒子的人。不想要人評斷我或覺得自己在施恩。這樣想很過分嗎？比起為自己的小小家人擔心，我其實只在乎別人會怎麼想。先是剖腹，然後現在又請保母？你認真？他們會說我是應付不了尿布和失眠。大家會不會以為保母就是乳母？他們會不會以為我是請人來代替我親餵？

我慌了。請保母感覺是件非常奢侈、傲慢、驕縱、做作且荒謬的行為——亂花錢。我羞愧得要死，為自己分娩失敗而羞愧，為了剖腹而羞愧，為了討論產後憂鬱症羞愧，為了自己的思覺失調症羞愧，為了無法餵奶或照顧自己的寶寶而羞愧，為了不愛他而羞愧，為了想請保母而羞愧。為了羞愧而羞愧。

我理當是他的媽媽，但我知道自己做不到。

保母聽起來活潑友善，而且一開口就說她「婚姻幸福美滿」——我猜可能有些女性想聽這個，以免擔心自己的老公跟保母跑了？以前在紀錄片裡看過這種情節，但到這個關頭，我根本沒有能力去想外遇的事。

她提到自己有兩個孩子，但在那之後，我根本沒給她機會講話。我抓著她滔滔不絕地講起培養規律和餵奶的事，以及她什麼時候可以開始上工？（等一切都過去後，雨果才告訴我，當時看著我講這通電話超恐怖，因為我整個人陷入瘋狂、大發神經。）我說我會再打給她最後確認。

期間，雨果和我展開交戰：他只想要讓家裡回歸原本該有的樣子，而且不介意接手照顧工作。他點明我們根本沒親眼看過這個女的，就要直接讓她搬進來照顧傑特？難道不該至少多看過幾個保母再決定嗎？但我不理他。

我私底下是這樣想的：我不想要救護車把我載去精神病院後，留下雨果單獨照顧寶寶。我處理不了，所以才要請人。而當時這個決定，大概是我身為媽媽所做過最好的決定了。

但那時的我實在太抽離了，根本沒仔細想過細節。我們沒有任何地方能讓她睡覺，只好糊里糊塗地上網買了折疊床、床單和毛巾。接著我們拿到一張詳細的購物清單，是她住在這裡時要吃的，都是些我們不吃的食物。那張清單有夠詳細，我非常執著於把所有東西都買齊，像個助理在幫天后藝人打點更衣室一樣。

27 第一章滿分考卷：產後憂鬱症！

助產士過來幫我拿掉剖腹產傷口上的敷料。我鼓起勇氣低頭看，恥骨上有條鮮紅整齊的線。雨果說看起來很酷喔，我笑出來。傷口沒有感染，復原良好，助產士稱之為我的「傑特傷疤」。

我告訴他寶寶睡得很好，但我不好。「這樣不太對吧，跟一般人相反吧？」我問，還有胸口炙熱的壓迫感和困惑感呢？

她咬咬嘴唇，「焦慮症？」但我從來沒有過焦慮症。我不知道那是什麼感覺。也許就是吧！所以我是因為焦慮症所以擔心東擔心西，不是思覺失調症？

「或是……也許我是產後憂鬱症？」我問。

「現在下診斷還有點太早，」她同理地說，握著我的手想表達懂我，接著她問：「妳有任何……黑暗的想法嗎？像是……覺得自己是上帝？覺得自己能飛之類的？」

「什麼？飛？沒有！上帝？沒有！」我覺得自己是上帝的相反。（我想這可能也算是一種瘋狂的想法？）她到底在說什麼啊？

顯然有個問題沒講開，她決定單刀直入，「妳會怪我嗎？怪我沒發現傑特太小？」

我開始哭。我真的喜歡她。我把人在廚房的雨果叫來，三人進行了一場尷尬、傷心又難過的對話。我覺得自己的五臟六腑像是被挖出來一樣。

「妳自己生小孩的時候也有這種感覺嗎？」我問她。

「我那時非常年輕，所以就……算是順其自然了。」她回答。那為什麼我就不能順其自然？她為傑特量體重。傑特體重掉了。

「記得喔，他們會掉體重。」她安撫我。但我知道他是因為餓肚子，而且我沒餵他。我太執著於知道自己到底哪裡出狀況，完全無法想到傑特需要我。我需要某個人來告訴我現在究竟是怎麼回事。

門鈴響起，雨果去開門，回來時帶著一隻跟成人一樣爆炸大的泰迪熊，是媽的好同事送傑特的禮物。真是甜蜜貼心又逗趣，但我驚恐地倒抽一口氣。我不知道那時候我的人生到底需要什麼，但肯定不是在家裡擺一隻六呎高的泰迪熊。雨果看出我的想法，他表示玩偶真的很恐怖。

「不，不，」我說。「很棒啊！」如果露出害怕的樣子，會讓我看起來像是瘋了。以前的我會很高興家裡有一隻巨無霸熊熊。

我打電話給媽。「媽，我需要多一方意見。我真的很不好。」

一位私人助產士在「緊急時段」抵達，身穿兩件式商務套裝。她戴著眼鏡，一頭濃密黑髮，雙頰飽滿，眼神晶亮。她說想喝無咖啡因的茶。她對我微笑，一邊打量著我。她請我填一張問卷，要我盡量誠實回答。這是愛丁堡產後憂鬱量表（Edinburgh Postnatal Depression Scale）：

一、我能開懷的笑並看到事物有趣的一面
二、我能夠以快樂的心情來期待事情
三、當事情不順利時，我會不必要地責備自己
四、我會無緣無故感到焦慮和擔心
五、我會無緣無故感到害怕和驚慌
六、事情壓得我喘不過氣來
七、我很不開心以致失眠
八、我感到難過和悲傷
九、我的不快樂導致我哭泣
十、我會有傷害自己的想法[4]

這大概是我這輩子唯一一張拿一百分的考卷。

「妳有產後憂鬱症！」她說，語氣肯定、信心滿滿。「我一看到妳就知道了。」

我投入媽的懷抱內啜泣。**我遇到的這些事情原來有個名字，那種感覺真是太好了**。私人助產士抱抱我，說這能吃藥治療。她很有信心，因為她自己也有過產後憂鬱症：她吃了抗憂鬱藥物，然後完全變成另一個人。我哭到停不下來，一直告訴雨果我有多麼抱歉。私人助產士則說她會照顧我，她能把我醫好。

「別擔心，我們會馬上讓妳好起來。」她離開前說道。

媽和黛西幫我放水泡澡，我和傑特一起坐進浴缸。我看見籠罩頭上的鐵幕終於露出一絲縫隙，陽光灑入。我親親傑特，看見他是多麼漂亮的寶寶，我終於好好地看見了。我甚至能好好吃一餐。知道自己的問題是什麼後，我可以處理了。我可以好起來。但我再也沒看過這位助產士。

---

4 此處翻譯引用台北市政府衛生局社區心理衛生中心，讀者可由此網址進行測驗：https://mental-health.gov.taipei/Questionnaire_Content.aspx?n=60FEA4B1CF85A4E5&s=25F5ADF630EC4EA1&sms=3F1743260E16DBA0

才剛確診、如釋重負後，我馬上認定她是騙子，我不相信她。她人太好了，不可能是真的。那張薄薄的問卷一定是她在儲藏室裡面隨便發明出來的，她只想讓我上鉤、開始吃藥，跟其他人一樣。我覺得自己完全不能相信任何人。

我被自己腦中的思緒綁架了。這位助產士其實是第一個正式為我診斷的人，而且比任何人都了解我的病。她人真的很好，溫暖又誠懇，就像所有其他醫療專業人員以及我的家人一樣，但我太傲慢，對於憂鬱症的理解又不正確，**於是認定自己「看起來」並不像個憂鬱的人。**我的行為表現並不像自己認知中有憂鬱症的人的樣子。我覺得自己反應活躍、忙碌又瘋狂，所以天真地否定了自己的診斷結果。他們診斷錯誤！我才沒有產後憂鬱症！我不會吃抗憂鬱劑的，我會撐過去。我能自己解決，有周圍的人幫忙和愛我，有我的小寶貝，就夠了。

但隔天，我卻覺得巨無霸六呎泰迪熊正在看著我。他的眼睛裡裝了監視攝影機，在監視我的一舉一動，不知道向誰通報我的狀況。我試過丟掉這些想法，但做不到。我已經別過頭不去看，但他的視線好像一直跟著我，還帶著恐怖的笑容。我能感覺到他的眼睛穿鑿我的後腦，等著他開口說些什麼。

我把熊搬到另一個房間，但他就在那邊監視我，嚇我。我彷彿能聽見他在譏笑著：「哈哈哈，妳以為把我搬到另一個房間，我就會放過妳嗎？」我試著告訴自己這些都是幻想：「它只是個玩具，它只是個玩具，只是一團蓬鬆的東西而已，那不是真的！」

那天晚上，我得用盡所有力氣，阻止自己把那隻驕傲的熊撕爛、拿刀子劃破他的身體，找出裡面那架該死的攝影機，摔個稀巴爛。

28 試著奪走我位置的保母

傑特的房間不再是我的小寶貝的房間，而變成保母的臨時緊急紮營處。我開始恐慌，跟雨果說我不想要她來了，我改變心意了，但雨果態度堅決。這不難理解，既然下定決心，就要好好做，哪怕只有一個禮拜也好。

她來了。我跟她像完全相反的兩人：她是顆溫暖甜蜜、淋著滿滿卡士達醬的海綿蛋糕，我則是尖銳的玻璃片。我告訴她自己的生產故事、那套產後憂鬱症「理論」，還有失眠的事。她說她當年緊急剖腹產後也得過產後憂鬱症。我給她看那本記錄傑特作息的詭異瘋狂紀錄簿，她溫暖地笑了笑，把本子擺到一旁。

保母一直試著要我親餵，而我則不斷找理由脫身。她喜歡看日間電視節目、聊天節目、實境秀和新聞，塞給我那些人的人生故事、名人緋聞，而我像具殭屍一樣麻木地呆坐在那。我頭昏腦脹。她試著讓我放鬆，卻只讓我頭痛。跟她在一起，我實在沒辦法正常做自己。

她幫我泡無數杯熱茶，張羅東西給我吃。如果我沒事的話，一定會很喜歡她，但我只是不斷醞釀著各種模糊的妄想與幻想。各種奇怪的思緒開始閃過腦海——她覺得我很怪，她覺得我自視甚高，她覺得我是個糟糕的媽媽⋯⋯。

保母和雨果處得很不錯，溫柔低聲逗弄傑特，對著電視哈哈笑，我開始討厭起他們兩個。我討厭他們看起來那麼開心。她說起雨果多麼「懂得」照顧傑特時，我知道她的意思其實是我「不懂」。

到了睡覺時間，她會到我臥室來帶走傑特，哄他入睡。我不想要他離開，抓著不放，兩手緊緊環繞傑特。她會把傑特偷走，別相信她！但她當然沒有偷走寶寶，她晚上餵他喝配方奶，天一亮就馬上過來要我親餵，讓保母把自己的孩子「交到」手中，讓我對自己幾乎心生抗拒。

我到底以為自己是誰？某某皇后陛下嗎？

她會一一細數他昨晚所有「可愛」的舉動，我則一臉呆滯地盯著她。我已經開始覺得，傑特可能會以為保母才是他媽媽。

她問我昨晚有沒有睡，我回答「沒有」，但私底下卻想著，「喔，妳只是希望我睡著，這樣妳才能獨享傑特。」真的很悲哀，因為其實我內心深處知道她真的很有耐心、慷慨、善良又有趣，總是試著鼓勵我。那些日子真的很難熬。

保母會安撫他、換尿布、餵他、陪他玩、幫他換衣服、給他塗按摩油、幫他洗澡，同時一邊看著電視大笑、講故事、吃飯、玩Candy Crush。而我只有跟著她到處團團轉的份，把東西拿起來又放下，以為自己在幫忙，事實上卻根本沒做任何事。我只是擋路而已。她試著解釋她建立的那套（實際且有邏輯的）新規律作息時間表，但我聽起來卻像全世界最難的代數規則。

然後每天晚上，她再次跟我們揮手說晚安，然後躺在小寶寶的床墊旁，跟他一起入睡。他在黑暗中需要吃奶或要人安撫時，會看向她。而我們臥房裡的嬰兒床，會再次空蕩蕩。

保母說我得吃點東西，但我不想。我認定她存心要讓我變得又胖又醜。她覺得我無聊無趣、又笨又沒意思，認為我配不上雨果。她覺得我不配當媽媽，她在懲罰我，這些都是她想一步步打擊我的計畫。

雨果和保母開始分享食物、一起吃飯。我討厭他們兩個。他們在吃，我在這邊餓肚子。我看著雨果吃著她的微波香腸，簡直不可置信。我引狼入室了！

她開始閃避我，只對雨果交代要怎麼照顧傑特，只跟雨果說餵奶的事。我覺得自己像在他們兩個玩傳球時，站在中間試著搶球的那個人，大吼著「欸！我人就在這裡好嗎？」，但她依然略過我。她不再嘗試和我眼神接觸，只是坐在那邊看電視，讓傑特躺在她的胸前睡覺。他好舒服，枕著她美好端莊的胸部睡覺，而我在旁邊晃來晃去，不知道該拿自己怎麼辦。我一下鄙視她、一下崇拜她，反反覆覆。

她開始詢問為什麼我們沒有這個那個——手搖鈴、咬咬玩具、遊戲墊、吸管杯、嬰兒洗衣粉、寶寶專用的髒衣簍、這種奶瓶、那種零食、給他牙齦用的保治靈凝膠、脹氣水、去脹氣滴劑、維他命D滴劑，以及我怎麼沒吃幫助發奶的這個那個。為什麼我不擠奶？為什麼我不多親餵一點？

這全都是她的詭計。我不知道消毒鍋要怎麼用、我不知道怎麼泡牛奶，不知道為什麼她要多燒那麼多水，無法理解到底要怎麼調配方奶。我甚至還得問她要怎麼把奶瓶的塑膠蓋拿掉，像得了失智症一樣。雨果則是她的資優學生，駕輕就熟。

她每天問我今天想讓傑特穿什麼，我非常困惑，因為所有衣服對我來說都一樣。所以她改問雨果，雨果就會為他穿上各種漂亮衣服，弄得可可愛愛的，我則連我們有哪些衣服都不知道。有時候，雨果會試著拉我一起，但我覺得他只是在施捨我、設計我或考驗我，所以我拒絕加入。

然後突然間，傑特有奶嘴了，一臉沒什麼大不了地吃著。我瞪向保母幾乎要罵出粗話，她怎麼可以！我不想讓他吃奶嘴！結果他超愛，我才轉過身一下，他就離不開奶嘴了。我覺得自己像死了一樣，能預見傑特和雨果未來沒有我的生活是什麼樣子。

我從自己的人生中離席了。

29 好久沒有被一雙溫柔的手觸摸

我持續對所有朋友不理不睬。有一次某個朋友打來時，我沒有防備，接起電話。「我病得很嚴重！」我兇他，然後掛斷。

雨果找遍所有能找到的資料，想知道到底該怎麼把我治好。他幫我囤了一堆維他命D。一天傍晚，他請足療師來家裡幫我按摩。雨果提醒她我有可能有產後憂鬱症。我從她身上得到好多，她好有智慧、人很好、很堅強，過著精采的生活。那是我第一次感覺到，自己已經好久沒有讓一雙溫柔的手觸摸了。

她一看到我，就露出擔心的表情。她幫我揉腳，那是我覺得最近乎放鬆、脫離麻木和自我憎惡的一次，但她一按完，我馬上彈起來，彷彿有強盜闖入家裡一樣。

「我以為妳要睡著了。」她說，但我卻像隻高速運轉的的袋獾。

「沒有，對不起。」我回答，感覺好像讓她失望了。

接著她直盯著我的眼睛說：「希望妳別介意我這麼說……妳需要幫忙。我遇過同樣的事。請相信我，這會越來越嚴重，可能會失控，如果不小心處理，妳的人生會變得亂七八糟。我就是因為這樣失去了一切，到現在都還在重建人生。」

我點頭。「我知道很糟糕。我會的，我知道我得處理。」

30 我有多愛我的寶寶？

健康探訪員來訪對我造成的情緒干擾，和稅務人員差不多。緊張反胃。只不過這一次，我的命運不是以加值稅和支出額度來衡量，**這次評量的是愛，我很怕自己無法過關。**

「蘿拉，妳有多愛妳的寶寶？」

要如何向他人展示妳愛妳的寶寶？我怕死這位愛的追債官。我冷汗直流地想著，他們要把我的寶寶帶走了。天哪！

探訪員說傑特體重有進步，她很開心。舌頭緊的問題似乎沒對他造成什麼影響。我如實說我的狀況不太好，但稍微淡化了嚴重性，怕要是我全盤托出，她會把傑特送去托育中心。但她看了我的生產紀錄後，語氣變得很難過。「真的很遺憾，」她說。「不該發生這種事的。」

她開始在傑特的小紅冊子裡寫字。她是不是在幫我的寶寶預擬領養公告？

她問我有沒有親餵，我說有，但有用配方奶補充（其實不完全是）。

她把這紀錄在小冊子裡。她問我覺得自己是否正常。我說沒有，不算有。

她問我是否應付得過來。我說，很難，但我有保母和雨果支持（而且我希望他們可以幫個忙送我上路）。

我有好好吃飯嗎？沒有，不算有（我現在痛恨食物）。

接著她問我早上醒來會不會想化妝？我怒回：「天下有哪位新手媽媽早上起床想化妝的嗎？」

她停筆。

「我是不是有……產後憂鬱症？」我問。

她眼神穿過鏡片盯著我表示：「現在還在很初期。我們還不太想認定妳得了產後憂鬱症。妳歷經過這些遭遇後，覺得有點心神不寧，是正常的。再看看吧。」

我點頭。我通過測驗了嗎？能留住寶寶嗎？

「好囉！」她說。「妳要隨時跟寶寶講話，如果真的想不出要說什麼，就說：『我想不到要說什麼。』亂講一通也沒關係，**他只想聽到媽媽的聲音**。有的人說不要對寶寶狂灌愛意，但我倒認為，對寶寶示愛，怎樣都不嫌多！」

他只想聽到媽媽的聲音。我看著傑特躺在床墊上嗚嗚啊啊悶哼，像隻無助的甲蟲。藍色眼睛盯著我，好像我是他的偶像什麼的。

健康探訪員離開前揑揑我的肩膀，把她的銀色名牌鍊和濕濕的雨衣雨傘捆成一束。「我覺得妳做得非常好。」她說。

通過測驗了，我想著。現在我躲過子彈了，真的嗎？我真的不想要寶寶被帶走，但我也不想當媽媽。

希望我是這樣子的媽媽

孩子，我希望你的媽媽有一套固定的護膚程序。每天早上喝一杯新鮮柳橙汁，吃維他命，隨身帶著衛生紙，以免你放學後在公車上吃甜甜圈把手弄髒。穿著長洋裝，戴著大大軟軟的沙灘草帽。睫毛刷得根根分明。在你五歲生日時送你小狗。懂政治。能夠只喝一杯酒。睡覺的時候頭髮開散在枕頭上。喜歡坐在咖啡廳室外座位，喝咖啡看報紙。會在獨立小店買工藝品。能在包包裡放一塊三明治而且不會馬上吞掉。會看電器用品的使用說明書。知道家裡每樣東西放在哪裡。床邊有一疊小說，而且真的都有在看。在冰箱上貼滿你的照片。讓你開心蹺掉一天課，去打保齡球、吃起司漢堡、買布鞋。確保餐桌上的碗裡隨時都有新鮮蘋果。真心喜歡葡萄柚的味道。很上相。你的制服永遠不會太大或太小。有時會走到一半停下來用力抓住你的手臂，因為她就是笑得那麼用力。

她會對你說：「我愛你。」因為她真的愛你。

她愛你。她是你媽媽。

第四章

以病人為名的日子

在這個人生中理當最快樂的時候，我竟然出現輕生念頭。
我擁有自己想要的一切，沒有理由沮喪才對。
讓我想要自我了斷的，是產後憂鬱症，
是那些痛苦、羞愧、罪惡感、我所看到的事，以及那個生病的我。

31 我一定要吃藥嗎？

爸和他的另一半來照顧傑特，讓雨果和我能出門吃午餐。我順著他們的意思，因為**想爭取一點孩子不在身邊的時間是很「正常」的行為**。爸在過來的路上傳訊息問我們需要什麼。

我想說，「有。一部時光機器，把我的寶寶送回店裡。一張到火星的單程票。能成功把我殺死的無痛毒藥。一把槍。能讓我昏迷個幾年的什麼東西。幫助，我需要幫助。」不過我只請他帶普除痛錠、牛奶和葵花油。

我打扮得像我自己：藍絲絨裝、閃亮靴子和亮粉色唇膏。我覺得自己像把「蘿拉」吃掉、假扮成她的外星人。

爸為我們的小家庭驕傲得不得了，咧著嘴笑，我很想衝進他臂膀裡說：「爸，我知道我看起來很好，但其實不是！我真的掙扎得很痛苦，真的很不快樂，拜託讓這一切都消失！」但我沒有。

出門時，爸的太太說：「妳育兒工作做得好上手呀！」我硬是把喉嚨裡的反胃感吞回去，做做樣子在兒子的小額頭上親吻道別，然後出門。

餐廳就在巷尾，走在路上時，我的膝蓋像斑比一樣搖搖晃晃、緊張頭暈，餐廳菜單也讓我完全無法招架。我永遠不曉得為何那時不跟雨果說清楚我的感覺，我猜這也是病症的一部分。那種羞恥感、恐懼感步步進逼，像個綁匪一樣威脅妳：「妳敢跟任何人說，我就殺了妳！」

我試著吃，但恐懼和焦慮讓我難以下嚥。雨果點了香檳，象徵歡慶的氣泡嘗起來苦澀又噁心，讓我更加難受。我的指甲緊掐著椅子。大家都知道我是鎮上的怪人，是那個不愛自己寶寶的女人。如果我經過貓咪身邊，牠鐵定也會對我哈氣怒吼。雨果知道我不太正常，我也知道他知道，這是一場恐怖的沉默遊戲。

我的新小說《大骨頭》（*Big Bones*）在那週出版上市，內容關於人體正面力量、自尊，以及對生命的愛，結果作者自己卻一場糊塗、深陷自我憎惡中。我有一場廣播採訪通告，但我完全做不來。我已經解開大腦堡壘中「禁止入內」的那道門鎖，結果現在卻困在酷刑塔裡出不來。

我不認識寫那本書的女孩子，如果我對她有任何丁點了解，也肯定會妒火中燒，對她的快樂憤恨不平。這女孩，天真得可憐，可笑得傲慢。而她不見了。

《大骨頭》出版日碰巧和國際婦女節是同一天，但我感覺自己是地球上最糟的婦女代表。我本來要擔任一個知名慈善團體的善心大使，他們專門幫助年輕人和提倡心理健康，結果我卻在這裡祈禱自己被蒸氣壓路機輾平。多諷刺！

那天也是妹妹的生日，讓我感覺更糟。我還有另一檔公關活動要跑，是一本雜誌的電話專題採訪，不過出版社緊急變更計畫，改用 email 把問題寄給我。大腦就是動不了，在筆電上打字回答問題，就像在吃一碗裝滿縫衣針的濃湯一樣。

我的編輯打電話來，提議由他們透過電話向我提問，她很好心地自願幫我打字，但我根本開不了口。我口齒不清地回答：「對不起，我做不到。」

我們又回去看醫生，拜託他們幫幫我。

「我們都討論過了，」全科醫師說，「一開始我們以為妳是嚴重適應障礙症，但我們相信妳確實有產後憂鬱症。」

「我一定要吃藥嗎？」我問。

「不用，妳沒有一定要做什麼，」她說，「但如果沒有正確治療，病情可能會急速惡化。有兩種可能，一個是產後憂鬱症，我們判斷妳是這個問題。可以給妳短期的抗憂鬱劑，應該足夠撐到賀爾蒙穩定下來為止。這些藥在哺乳期間吃是絕對安全的。」

「那另一個是什麼？」我問。

「這個可能性不高，很罕見，但病情有可能會發展成所謂的產後精神病（postpartum psychosis）。」她說。

這是跟連續殺人犯有關的詞彙吧？恐怖情人、跟蹤狂、食人魔、變態！為什麼這些我連字都拼不好的病，通通突然和我扯上關係了？我不過就是生了個孩子而已。太不舒服了。頭皮起雞皮疙瘩。

「妳應該沒有看到什麼不真實的東西吧？其他人看不到的，有嗎？」她問。

「妄想嗎？廢話，當然沒有！」我說。拜託！我又沒發瘋！

「妳有……那個……聽到有人說話，比方說有人叫妳名字，結果轉頭發現四周沒人之類的？」醫生還示範轉頭動作。噢天哪！

「沒有！」我差點對她大吼。「我沒有聽到任何聲音！」

「那就好，但妳一定要告訴我們妳有沒有經歷什麼……恐怖的事。」我沒有提到自己覺得巨無霸泰迪熊在偷拍我，只問她我這樣的感覺可能維持多久。醫生表示，開始服用抗憂鬱藥物後，可能要六週才能發揮藥效。「而且我們覺得，妳這是焦慮導致的……所以妳打算怎麼辦？要不要考慮服用抗憂鬱藥物，還是想看看能不能撐過去？」她問。

「我撐得過去嗎？」我說。

「有些女性可以，但妳的情況……」她越講越小聲。

「都是我的錯，好有罪惡感……」我哭了，但擠不出一滴眼淚。我太麻木了。為什麼我什麼感覺都沒有？我連看《辛普森家庭》（*The Simpsons*）開頭五分鐘都看不下去，連看著荷馬吃有毒河豚都能讓我抽抽噎噎。這下我可能還有反社會人格。

她開了抗憂鬱劑給我。在我離開診間時，她說：「別擔心罪惡感，那一直都在。我有一個女兒在家，我隨時都覺得很有罪惡感。工作也罪惡，不工作也罪惡。當媽媽的就是這樣，妳會習慣的。」

我們離開醫院。我到底幹嘛試著好起來？我就離開就好了，讓一切停止就好了。我不想回家面對媽和傑特，旁邊還有保母張羅大小事，反正我也只會癱在沙發上，毫無用處，變成一尊石像。

我傳訊息給閨密：「我得產後憂鬱症。」她回的話像是：「嗯，我有猜到，別擔心，會沒事的，因為一定得沒事。跟妳保證，我會幫助妳度過的，愛妳喔！親一個。」

我們得再去一趟藥局。我超討厭那裡，櫃檯小姐站在那邊像德古拉的太太一樣，帶著吸血鬼的蔑笑。

「寶寶呢？」她問，好像我把寶寶丟在公園長椅上隨他自己爛掉一樣。

「跟我媽在家。」我生氣地回答，把處方箋拿給她。

「妳有產後憂鬱症？就是會這樣。妳第一次遇到嗎？」她問，還給我微笑。

我不敢看那些奶嘴奶瓶，包裝上淨是些肥嘟嘟又開心滿足的小寶寶。喔天哪！我下半輩子得一再面對這些嬰兒用品，被迫想起自己照顧不來的寶寶。不管逃到哪裡，到處都會有寶寶，不管跑得多遠，我會永遠、永遠跟傑特綁在一起。本來我是一定要逃走的，但我無法帶著罪惡感過日子，但也不能過現在這種日子……我一定得死。

倫敦突然變得好小，我覺得大家都在討論我、笑我。窸窸窣窣窸窸窣窣……她就是那個……欸欸，那是不是之前那個媽媽……我現在知道，人是怎麼走向瘋狂的，我現在就在那條路上。我得離開那間藥局出門透透氣。我打給爸。

「爸，我得了產後憂鬱症。」我脫口而出，「我不知道自己到底怎麼了。」

「好，沒關係，沒事的。告訴我妳現在在哪？」

「在藥局等藥。雨果在幫我拿……他們要我吃抗憂鬱劑。」

「好，好，我在酒吧。之前妳過生日的那間。」

我下意識地跑了起來。時間還早，酒吧裡只有爸和零星幾個當地人。他穿著皮外套、絲質圍巾、腋下夾著安全帽。我奔進他懷裡，但還是哭不出來。

「我不想吃藥。」我說。

他試著冷靜，但看得出來他一臉憂心忡忡。

「嗯，也許妳能找到其他方法？其他處理方式？還沒找遍所有辦法吧？」也對！也許能去上個藝術課？瑜珈？人體素描？冥想？高爾夫球？跳彈翻床找尋自我？

「媽在家。我要餵傑特，你能跟我回家和媽談談嗎？」

「跟妳媽？」他猶豫了一下，臉垮下來，但還是來了。媽看到爸時整個跳起來（還差點跳出窗外）。他們有將近十五年沒這麼近距離私下接觸了。

我感覺自己像被下藥似的，下巴動彈不了，整個人像電子圍籬般嗡嗡作響。我試著表現正常，但一舉一動都像在表演，就連把頭髮塞到耳後這麼簡單的動作也矯揉造作。一切的一切都異常緩慢，隨後又開始加速。我無法和人眼神接觸，不想讓人看到我氣球般又大又黑的眼睛。

雨果帶著藥從藥局回來，我大聲嚷嚷著說我不想吃抗憂鬱劑。

「蘿拉，妳得聽我們的，吃藥。妳要吃藥！」媽下令。

「聽妳媽的！」爸大叫。他們兩個意見向來不一致，看得出事情的嚴重性了。他們總不至於聯合起來陷害我吧？媽把藥從銀色錫箔包裝裡推出來遞給我。

「蘿拉，吃藥。真的，妳的情況真的不好。吃藥。」她語氣十分嚴厲。

「蘿拉，親愛的，吃藥。」爸附和，語氣絕望而洩氣。

我一把抓起藥，吞了下去。

32 我不配得憂鬱症

青春期的時候，我曾經認為憂鬱症有點酷、有點有趣，但我從來沒得過憂鬱症。以前覺得老天爺很不公平，忌妒學校裡那些女生把頭髮染黑、化煙燻妝，在生物課上寫憤世嫉俗的詩句。她們會用圓規在桌上刻下「我想死」。

我以前覺得自己「不配」得憂鬱症——不夠聰明、不夠細膩、不夠感性、沒有天分，無法深刻理解人生究竟是怎麼回事。我沒理由抱怨自己人生艱困。

我記得有一個女同學曾經跟我說：「妳很做作！才沒有人能夠隨時都那麼開心！」我還記得自己為此非常沮喪。我能怎樣，為自己的堅強道歉嗎？為自己能冷靜度過難關道歉？為了自己心胸開放、快樂又正向而道歉？

有的時候我會嘗試「憂鬱」，但下課時就忘記自己正在悲慘中，邊啃巧克力餅乾邊狂笑。我就是無法說我痛恨自己，因為真的沒有啊。

我一直覺得自己不夠格當作家，因為我不是精神有問題、飽受折磨的藝術家。我以為精神疾病跟創造力、感性與智慧是一體兩面，以為天才們都必得為了自己的藝術創作而受苦。我沒有任何能拿來寫作的親身經歷，因為我就是從來沒遇過什麼大不了的事。爸媽離婚，但很多人的爸媽都這樣啊？

我想當那樣的藝術家：在床上寫出厲害的小說然後又撕掉；擁有一堆情人；不下床、憤怒大吼、困在混亂的感情關係裡；神祕難懂；感到心碎；日子很難過、很極端；失去某些事物；經歷某些事物；住在倉庫裡；在失眠的夜裡熬夜創作，黑咖啡一杯接著一杯，什麼也不吃；被人認真當一回事；以真實的體驗進行創作。因為快樂又有安全感的藝術家都「不夠真實」，快樂就是無聊。

放屁！**「憂鬱啟發創意」是我們文化裡最最錯誤的刻板印象，被錯誤美化、過度吹捧。**你不需要精神疾病的眷顧才能創作出好作品。我寧願選擇任何一種生理上的痛苦，也不要忍受憂鬱症或心理不健康之苦。不對，心理不健康就是一種生理上的痛苦，這不是開玩笑的。

這不是什麼潮流、不是流行，不值得嚮往，不是「因為你很有創造力」，不是悲傷，不是「脾氣差」，不是能「振作起來就好」的事，不是「你的錯」，不是你能選擇的，而且，絕對一點也不酷。

33 別害怕我，沒人比我更害怕我自己

大家對於產後憂鬱症抱持一種「狗仔」視角的驚悚刻板印象，是因為他們從電影裡看到的恐怖故事。他們覺得你是嬰兒殺手，穿著血跡斑斑的花睡袍，推著空蕩蕩的嬰兒車在街上亂晃。

你會在口袋裝滿石頭，往波濤洶湧的海裡走去。你會把寶寶悶死，猛烈搖晃他、掐死他、咬他抓他。你就是個威脅，你會被人鎖起來，在走廊上來回踱步，對自己喃喃唱著搖籃曲。

如果新手媽媽真的在生病時，出現想傷害寶寶的負面想法，那是因為她病了。她可能覺得全世界對她的孩子來說威脅重重，她會覺得自己是在保護孩子。她可能對自己、寶寶或全世界產生幻覺。那不是她的錯。對，她也許很可怕，但她也很害怕。

我情況不好的時候，沒人比我更害怕我自己。我願意放棄一切，也不想要有這種感受。我變得很害怕聽見聲音或出現幻覺，害怕自己的腦袋到底藏了什麼招數要來嚇自己，而且成天就繞著這些想法打轉。這就像一個人害怕在家裡聞到瓦斯味，結果就真的開始聞到瓦斯味。這是大腦在作祟，而且不會善罷干休。如果我叫你別去想一隻粉紅色的大象，你眼前會出現什麼？

事發當時是下午，我正在幫傑特換尿布。我聽到一個聲音，在腦袋裡，但也不在腦袋裡；是我的，但又不是我的；聽起來很像我，但又不是我。我完全控制不了它。那個「聲音」音調極為黑暗，彷彿等待此刻已久，冷笑著：「妳真的是很糟糕的媽媽，妳這次真的搞砸了！妳病得非常、非常嚴重，大事要發生囉！」我嚇到動彈不得。

如果我祈禱自己被火車輾過，就算是有自殺念頭了，我還需要什麼其他證據？我聽到了聲音，而且它想激怒我、可憐我。它尖酸刻薄。

我請雨果接手幫傑特穿尿布，我沒跟他說自己聽到什麼。我走進浴室，胃翻騰著，那個「聲音」跟著我一路穿過走廊。「妳要去哪？妳想逃跑嗎？躲不了的啦，我跟定妳了。」

「走開，走開！」我看著鏡子。眼睛是我的眼睛，但又不是我的眼睛。我想我瘋了。我沒告訴任何人那聲音的事，只是試著盡量控制，把它藏起來。我不想跟它有來往，於是任憑那些想法一再衝撞，把我的腦袋逼到角落。我的血管、神經、賀爾蒙、激素、指令與訊息全糾結成一團，不斷在腦中急速奔騰，感覺腦袋要燒壞了。我知道自己病了，知道我被它纏上了，我知道我就會這樣死掉。

我試著聽收音機讓自己分心，但思緒卻越轉越快，難以集中注意力在任何事情上。我試著集中精神在傑特身上，但腦袋浮躁又恐慌，就像溺水、浮出水面喘口氣，接著又被拖下去。

我慌忙下載了手機的冥想應用程式，買了一年會員，祈禱能獲得拯救。結果裡頭的一字一句卻像火上加油，朗讀的男聲有夠恐怖。我認定他是想催眠我，讓我病得更重。

我坐進沙發，保母旁邊的位置。

「甭想討好她。妳這人有多齷齪，她可清楚得很。」那聲音說。

我走向浴室。

「喔，我們這下要逃跑了是吧？」那聲音又說。

我只要一看到誰、跟誰說話、打招呼或道別、或只是簡單地看了任何人一眼，都會出現：「幹嘛？蠢妞，妳要是敢跟任何人說我們的事，我絕對會他媽的殺了妳！給我撐住，乖乖配合，像樣點！」

只要我一獨處，或轉身關門，那聲音就會怒號：「哈！所以妳算是騙過他們囉？很好，但他們馬上就會看穿妳的真面目！妳沒辦法永遠把自己藏起來的啦！」

以前我總會對自己說話，像是「加油蘿拉，堅持下去」，把發呆或做白日夢的自己拉回現實。但這個不是那種聲音。我想逃離卻無處可逃，我想重擊腦袋，卻只會讓那聲音更囂張，而且讓我覺得自己更瘋狂。我不想激怒那聲音，但那聲音就是我，也就是說我被惡魔或邪靈挾持了，有人寄生在我的身體裡。

我已無法讓腦袋回到理智狀態，無法讓自己分心，我失去所有掌控權。我再也不是我自己。我試著緊緊抓住自己殘餘的碎片、任何是我的東西，像是一點自我意識、思緒片段或其他，但是一打開手，掌心卻空空如也。我緊抓住的，全是虛無。我知道自己正默默地發瘋，而且大家也知道，卻沒人敢吭一聲，這感覺實在是糟透了。

此外，在這一切上演的同時，我流了超多血。我開始拿手機拍下自己沾滿血跡的產褥墊，傳給助產士看。血量真的很多。「我要失血致死了！」

「對，而且妳都沒吃飯，對吧？筋疲力盡，還在流血，妳看看妳都沒睡，剖腹產的時候還流一堆血。噗呵呵。慘不慘啊妳？」那聲音說，像置身飛機上那樣壓迫著我的耳朵，令人幾乎失聰。

醫生開給我一些樂平片（Diazepam）安定神經，要跟思樂康和抗憂鬱劑一起吃，還有一些溫和的抗花粉症藥錠——

「這些藥哪壓得住妳啊，蠢妞。差得可遠了。」那聲音說。

在藥局時，我的情況糟透了，甚至無法忍受看著一般人正常生活。世界還是一如往常地運轉，但對我來說卻不是。我再也無法融入這世界。

雨果奔走四方，用盡方法想讓我好轉。有次他把話筒遞給我，是緊急求助熱線。我跌坐在沙發上，媽和黛西坐在我對面，抱著熟睡的傑特，電話另一端年輕的女性問著我問題。我記得自己像醉了般咕噥回答，不想在憂心忡忡的家人面前深談細節。我不想讓她們聽見問題，因為不想讓她們聽懂我的回答。

「妳有黑暗或負面的想法嗎？」「有。」「妳有想過傷害自己嗎？」「有。」「妳擔心寶寶的安全嗎？」「是。」這有點像青少年雜誌裡面那種心理測驗，最後會告訴你未來會跟哪個明星結婚，或是你最像哪個少女偶像團體的某某成員。我回答著是或不是，跟著箭頭帶我走向下一題，直到測驗結果揭曉。所有選項看起來都導向自殺。我想到床頭桌上堆成小山的那堆藥丸。

「乾脆就全吃了吧？**我好希望可以愛你**，傑特，我明明這輩子都在期待你的到來……這真是全世界最糟糕的事了……對不起。」

等等，他的小手、小腳、小肚肚——他的和緩呼吸，溫柔起落。他的小鼻子。在他熟睡的小臉上，我看到兒時的自己，還有兒時的一切。這些不能全部消失，不可以！

我半夜把雨果叫醒，要他把所有藥丸都從我身邊拿走。他半睡半醒，把藥丸拿到房間另一頭。我沒告訴他自己有股衝動，想在半夜跑去公園吞下過量藥丸：我得出門做這件事，離大家遠遠的，這樣雨果和傑特才能繼續在家裡生活，不用帶著我吞藥的記憶活下去，而且雨果也不用善後。

我實在很討厭自己非得這麼實際不可，連規劃火車旅行，都得抓著雨果一起演練過一次路線——但你不能問任何人要怎麼自殺，因為他們會勸你放棄。脫離寂寞的唯一途徑，真是最最寂寞的。別動手，蘿拉，撐下去。

34 一個多小時的咆哮——不，是諮商

雨果和他的諮商師約了時間，準備帶我一起去看。自從他媽媽過世後，雨果就一直去找她，他對心理諮商的療效很有信心。我對此正面看待，也非常期待，還脫掉這陣子穿的點點褲襪，換上真正的洋裝。

我們決定開車帶著傑特一起去。保母問我是否確定（她很窩心，顯然是希望我能專心看診）。但那個想法又浮出來了：「喔，我知道妳想玩什麼把戲，妳只是想把他偷走！」

傑特哭一整路。我和他一起坐在後座，但完全不知道該怎麼安撫他。

諮商師親切又溫和，但我覺得她看了我一眼就會被嚇到——除非她是大法師，否則她對於我或我空洞巨大的眼珠不可能有任何辦法。我的脾氣、我的恐慌、我的躁動不安。她雙手

握住椅子扶手，彷彿得準備好，以免我體內的惡魔不滿地出來作亂。她嚴陣以待，請我坐下。

我疑心重重、帶著戒心、瘋狂，又帶著侵略性。

她雙手抱胸，我猜她想用肢體語言表達她想要我離開。她不喜歡我、她為雨果感到擔心，她覺得我是個糟糕的女人。結果她打量我後開口說：「我覺得妳得多睡一點。」

我說：「我知道，但我就是睡不著！」

傑特開始哭。我把他從安全座椅上抱下來，讓他不太開心。我心煩意亂地動手哄他，接著用激烈的語氣說：「我覺得自己像被強暴了！」我想表達的是，我的身體覺得受到攻擊、侵犯、濫用，生理上和心理上都是。

療程一節是五十分鐘，但諮商師讓我們講了一個多小時（雨果都沒機會講到話），而且只有默默聽著我咆哮。

回到車上，我坐在後座，突然覺得很慚愧，覺得自己好像玷汙了雨果的神聖空間，他一定後悔把我帶去。那個聲音出現了：「白癡，剛那是怎樣啊？裝可憐欸妳。被強暴？拜託！有沒有這麼誇張。蠢妞，妳最好懂什麼是強暴啦！一直在那邊假裝自己是什麼女權英雄，結果困難一來妳就受不了了！」

我看到雨果透過後視鏡看著我。我微笑，但真的撐不住。他禮貌回笑，但眼神閃爍。他知道車裡有隻怪獸，他在想，「我到底是跟誰生了孩子？」

35 駭人的侵入性想法

劇院裡，燈光一暗，你突然想大罵所有你知道的髒話。飛機上，你想大叫：「我帶了炸彈！」車站裡，想把所有人推下月台。想擠陌生人的痘痘；想跳出窗戶；想把手機丟到海裡；想踢某人的狗。你越知道這件事很糟糕，就越想做。失去得越多、越是冒險，衝動就越強烈。

我有經歷過侵入性想法（intrusive thoughts）[5]，但從來不覺得這有什麼，以為只是大腦會有的那些奇怪現象，就像既視感（Déjà vu）一樣。

有次去小學巡迴宣傳我的童書作品時，我突然覺得筋疲力盡，很肯定自己等下會跟孩子們說我是戀童癖，會把衣服脫光光，罵他們是「狗娘養的」。在路上時，那種感覺全面襲來，

5 不論當事人如何刻意忽視或擺脫，仍一直不斷重複出現的想法或觀念，即使知道這些想法是不合理的，卻仍無力控制。

我差點得下火車，叫我的公關經理取消所有行程，因為我真的不相信自己。也許我真的會做出那些事？這是不是妥瑞氏症？

後來在精神病房裡，治療師向我解釋侵入性想法是怎麼來的。想像你跟伴侶吵架，你剛好在準備晚餐，拿著鋒利的菜刀切紅蘿蔔。伴侶不斷惹你，你暗自想著，氣死我了！我恨死你！我要拿刀刺你！但你知道你不會這麼做，所以只是繼續切紅蘿蔔邊吵架，任憑殺人念頭閃過，然後冷靜下來後去吃晚餐。

但如果你正陷入高度焦慮和恐懼，同時又產生這些想法的話，你可能會突然把刀子丟下，因為你覺得你「真的」會出手砍伴侶。你不相信自己。**你執著於這個想法，說服自己相信你控制不了自己了、很可能真的會動手。這就是侵入性想法可怕的地方。**

我開始相信，我家窗外的無花果樹想對我說些什麼。我在腦中把無花果樹和之前懷孕時看過的一部劇連結起來，劇裡也是以樹做隱喻，劇中主角逐漸發瘋，變得越來越困惑，孤立自己，最後終於拿刀戳進自己肚子。我循著這種希臘悲劇式路線，開始相信這部劇在嘗試向我發出警告訊號。我現在看懂了——雨果和我命中注定要在小時候相遇，我們注定要相愛，注定要一起生個孩子，而我注定要毀滅自己，拿刀刺向自己的肚子——劇終。

36 我不能就這樣死掉

一天早上，再度整晚失眠的我躺在床上，開始能感覺到頭殼裡每一條連接大腦的血管。頭骨緊縮，大腦內一陣癢。我伸手觸碰空蕩蕩的嬰兒床，傑特應該要在裡頭，和他軟綿綿的白色兔兔一起，那是我懷孕時唯一買的東西。

我開始喘氣，呼吸聲低沉粗糙，彷彿肺部裡裝滿枯葉。我非常肯定自己要死了。我聽見保母的行李箱輪子滑過走廊，因為那天是星期四，她要回家過週末，她自己也有孩子要照顧。傑特在哭。

接下來幾天，我要動手了。只要拿出勇氣就行。然後我就再也不會痛苦。我在腦中想好要用廚房那把菜刀，很諷刺，那是雨果一開始買給我的東西。出於某種原因，一定要用那把刀。那把刀並沒有特別大、或特別銳利，要是失敗呢？要是我活下來怎麼辦？

我曾經想像過自己會是個狂野的老奶奶，蒐集藝術品，穿戴誇張閃亮的珠寶配件。我曾想像和雨果一起變老。在冰冷的大海裡游泳。吃龍蝦喝白酒。手牽著手睡覺。我想看著雨果變成老阿公。我想看傑特長大。現在我怕得要命，覺得自己連廚房都不敢踏進去。我不相信自己有辦法不拉開抽屜、抽出刀子、然後動手。喔天哪！我不能這樣死掉。

不如這樣吧——半夜溜去公園，帶著所有藥丸，樂平片和思樂康，還有抗花粉症藥丸，抗憂鬱劑也帶去吧！我會一把吞下所有藥丸，配著烈酒灌下去，家裡有什麼就喝什麼，用這種方式離開。其他方法感覺都太可怕了：我害怕家人看到我胃部汩汩噴血，怕自己病情更嚴重，怕傑特被這些回憶嚇壞、一輩子有陰影，怕實際上要動手做這些，更怕動手失敗——我絕對不要被救起來，然後腦袋無法恢復正常，最後還因為有自殺意圖而被截肢，接著後半輩子得這樣過活。

壓力不斷累積。我躺在床上，把所有打書宣傳的事拋諸腦後。電話響、訊息來，一概不理不睬。完全不分享我的宣傳活動與文宣。不只這樣，隔天還是雨果生日，但我什麼都還沒幫他準備，也沒安排任何慶祝活動。

我試著保持冷靜，避免和巨無霸泰迪熊眼神接觸，試著保持腦袋清醒。試著不去想那棵無花果樹或思覺失調症，或我看的那部劇，以及拿刀刺自己肚子的事，或失眠的事。還有電視上、歌詞裡的各種隱喻和徵兆。

我臨時抱佛腳，傳了一封奇怪的訊息給雨果的哥哥和他幾個死黨，約大家隔天中午隨便湊個慶生趴。我拿出普通A4影印紙，嘗試做張生日卡片給雨果，在上面歪七扭八畫一顆愛心，配上「真愛」兩個字，弄了超久，因為手一直抖。雨果坐在房間另一端看著我手做卡片。我把卡片丟向他。

「我生日是明天。」他說。

「對……對不起。」我說。

一年前，雨果的生日是我最喜歡的節日之一。我請朋友幫忙做了一個超浮誇的天藍色三層蛋糕，用棉花糖翻糖彩虹做裝飾，最上面還有水果和金色葉子。他的家人過來和我們一起吃早餐，然後我們去喝香檳做SPA。隔天晚上我們去聽最愛的樂團表演，用塑膠杯喝啤酒，隔天晚上又辦了一場派對。

今年，一切都非常不同。黛西和她男友拉姆奇再次來我家，在沙發上過夜。拉姆奇負責值「夜班」，清晨時，他聽到我的動靜後醒來。

「我得走了，」我悄悄對他說。「黛西得讓我走。我得行動，但我需要她的同意。」

「同意妳做什麼？」

拉姆奇提議一起出門走走。那時正要天亮；我戴上太陽眼鏡遮住我恐怖的眼睛。我們看起來肯定像是剛狂歡一夜、搖搖晃晃要回家的人。路上彷彿世界末日般一片死寂，我看到自己的呼吸在空中化為煙霧，那時肯定冷死了。

「我要把所有藥丸吞下去。」我說。他沒有反應。我很感激他那時沒有反應；我們轉身走回家。回家途中，遇到鄰居出門遛狗，我和她女兒非常要好，我摘下太陽眼鏡看著她，視線交會。「我情況真的很糟。病得很重。」我說。

回到家，拉姆奇握住我的肩膀。他不像其他人這麼怕我，他懂我，想試著拯救我。他堅定地說：「蘿拉，妳做得到的。」

「我做不到。」我說。

「妳做得到。如果是我，我會用盡全力撐過去，讓事情好起來。妳不要放棄！沒有這個選項，妳不要放棄！」

我點頭。但我知道自己會怎麼做。

進入白天，事情變得更糟。心情會在一個小時內突然轉變，像躁鬱症加速一樣。腦袋各種念頭轉啊轉，出現焦慮、嚴重幻覺，狂躁失控、沒安全感、怪異。精力充沛，像是什麼機器女超人，什麼事也無法讓我緩下來。家裡輪到誰照顧傑特，我就跟著誰，模仿他們的一舉一動。如果他們請我「幫忙」（我只要做任何跟傑特有關的事，一定都會有人在旁邊看守），我就畏縮退開。我不想抱他，也不想看他。

我一再分別逼問每一個家人（雨果除外），問他們我到底做錯了什麼，焦慮地跟他們說悄悄話，像在講什麼祕密一樣：「我是壞人，對不對？」

他們都沒認真聽我講話，每個人只想好好照顧傑特、打電話給我的醫生尋求幫忙。但那時的我不知道。我只是到處走來走去，想著大家都不了解我「做的事」有多麼嚴重。

時間緩慢前進，我開始具體感覺到自己的情緒轉變。我能感覺到自己在變形——我的聲音、姿勢、走路方式，一個接著一個，隨著我的精神狀態不斷變化。

清晨遇到的鄰居傳訊息給我，說她也經歷過產後憂鬱症，那時狀況挺糟的。她說她能體會，還說事情都會好轉，要我好好吃藥。這段話像是在黑暗中有人對妳伸出手，為我帶來安慰，但並不足以讓我改變心意。

雨果出門喘口氣，和他哥、弟弟和朋友見面吃午餐。他不在家，我終於能和家人坦白了。我說我是個黑暗的騙子，但不能告訴雨果。我把我的銀行帳號交給妹妹。

「妳說這些到底要幹嘛？」她問。

我說是為了之後她要照顧傑特。

「為什麼？為什麼妳沒辦法照顧他？妳要去哪？」她哭了起來。

「黛西，拜託，專心點好嗎？這很重要，妳同意就對了，讓我動手吧。」我說。

「動手做什麼？」她慌張問我，「做什麼？停！不要再這樣說話了，不要再說這些有的沒的！妳會留在這裡，我不需要知道妳的銀行帳密！妳會一直在這裡，妳會的吧？」

37 離開，絕對不會讓你愛的人更好

自從發病後，我覺得自己對命運的了解深刻多了。我了解為何人心中有個上帝。這是為了安慰自己，相信凡事必有理由。能想著有個誰正在傾聽，感覺好多了。想著有個什麼真正懂你，而你的祈禱能收到回應。想著天堂存在（無論以什麼形式），而且在某個地方，無論如何你都能被原諒、深愛與接受。想著有個地方為你敞開大門——特別是當你身處水深火熱之中。

我懂了上癮是什麼，那種想把自己沖走的欲望。現在我也懂什麼是輕生，至少懂我自己的版本。

我以前也是那種天真又無知的人，以為人會輕生是因為生活過得太苦，因為他們不快樂、受苦、心碎或經歷失去、欠債過多，或遇上其他麻煩。我大概曾經認為那是「自私」或「膽小」的行為。現在，我知道自殺念頭比較像是大腦「心臟病發」。如果你走到那個地步，情況就真的很危急了。

我以前不知道、也不了解，**輕生有可能是一種發病症狀。也就是當你決定自我了斷時，那並不是「你的決定」，你並「不在場」，感覺比較像是半夜因為做惡夢而跳下窗戶。**

沒有哪個心理健康的人會想要毀滅自己。但一旦落入這種病手中，就可能在發狂狀態下、或一個不小心而成真。你也有可能是因為害怕自己而有輕生念頭，因為覺得自己被困住了。那是一種無從逃躲的疾病，因為你的腦袋被囚禁在最可怕、連想都想像不到的苦難之中，你相信自己別無選擇。相信我，**在那樣的時候，無論有多少人勸說你是有選擇的，你還是會覺得自己沒有選擇**。世界上再沒有比那更寂寞的地方了。你覺得輕生是在解救自己，逃出你認為威脅更大的地方，那是很需要勇氣的事。

你的病指責你是個負擔，說你如果不存在，對大家都好。你的病強大又威力無窮，於是你真信了。**你相信你離開是為了其他人好，而不是為了自己。你若真的離開，絕對會傷害愛你的人，但你的病卻讓你相信，這樣是為了長遠打算，讓他們不用承受更大的痛苦與壓力。**你會以為離開是無私的行為，因為你覺得自己是個累贅，不值得存在地球上，而不告訴其他人，是因為他們會試著阻止你。

但這全部都是謊言！不管在哪個時空，都不會因為你離開而讓誰或什麼東西更好。你一定要把這念頭告訴某個人！

我們是人類，生來就是要生存，所以輕生才會困難。我們想要氧氣，想要心臟持續跳動；我們有韌性，而且比自己想像的還強大；我們很堅強，走過這一遭後，我現在知道要自我了斷並不簡單，而想要結束生命一點也不自私或膽小，而是非常嚇人。

在這個人生中理當最快樂的時候，我竟然出現輕生念頭。我擁有自己想要的一切，沒有理由沮喪才對。讓我想要自我了斷的，是產後憂鬱症，是那些痛苦、羞愧、罪惡感、我所看到的事，以及那個生病的我。

我不想要病情加重，我不想做傻事，我想要大家好好記得我健康快樂的樣子。我記得自己說過：「我想要成功。我希望大家記得那樣的我。」

我會沉思好幾個小時，想著我到底要怎麼動手？為什麼這麼難？為什麼家人要這麼愛我？他們為什麼不能走開？我好痛苦，為什麼我別無選擇？讓我多少主導自己的命運吧！

後來在看精神科醫生時，我記得他放下筆說，「妳那時應該會真的動手，對吧？」而我回答，「對。」

38 我才是問題的來源

傑特還沒滿月，我卻焦躁不安地在屋裡跑來跑去，袒胸露乳，上廁所忘記擦乾淨，而且還在流血。我會忘記洗手，還會忘記沖水，然後我又會想起來自己沒沖水，一再跑回浴室檢查馬桶。

閨密打視訊電話給我，我說我瘋了。電話斷線，我試著回撥但接不通。我認定她是討厭我，不想再跟我當朋友了（那時我在發瘋狀態下，撥成她大約十年前就沒在用的舊號碼）。接著我又把這些忘得一乾二淨，變得又更焦躁狂亂，一遍又一遍地跑來跑去、檢查浴室。

黛西一腳踹開門闖進來，大吼：「妳在幹嘛？」
「換產褥墊。」我說，給她看我的血。
「喔。好。對不起，我只是聽到什麼窸窣聲。」
「妳以為我在吞藥對不對？」我以指責的口氣問她，雖然我確實不是不可能在吞藥。
保母不在的時候，房子一團亂。快轉式的慌亂。暖氣開到最強，髒衣服堆疊成山，傑特哭啊哭，沒東西能吃的雨果越來越感到受困、窒息。他叫我和他一起去幫傑特洗澡。
這時我有個想法：我應該跟雨果提議共赴黃泉，這樣我們就不用活著面對這個可怕決定了。我知道我那時病得很嚴重，幸好這個念頭一閃即逝。不可能，因為這樣傑特就變成父母雙亡而非單親了。
我開始看著雨果和傑特，腦袋突然想著，雨果根本沒有能力照顧寶寶！我的妄想開始發作，我以為雨果是當年我愛上的那個十四歲男孩，我們是把自己搞得一團糟的青少年。我一直對媽和黛西低語，「不能把傑特交給雨果，他根本不知道自己在幹嘛！拜託把傑特從他手上帶走！」
傑特在雨果懷裡吐奶，這變成了最後一根稻草，我把吐奶看成是傑特噴出外星生物般的嘔吐物，彷彿他要死了一樣，於是我伸手把他搶過來，像是領域被侵犯的黑猩猩似地，把他從雨果懷裡一把抽出，衝過走廊、把傑特交給媽。

傑特在尖叫。我大吼，「媽！媽！媽！」

他們全盯著我看，我終於意識到自己才是問題來源。

39 「妳才是我的寶寶」

家人開始防備我想不開。腦袋裡不理智的那一半希望大家讓我獨處，這樣我才能動手；但理智的那部分又無法忍受我一個人獨處。

我叫黛西跟我一起睡，覺得床上有她一起，我比較有可能睡著，我們可以假裝自己又回到小時候、這些鳥事都還沒發生，但隨著天色暗下，我看得出來她並不想。她找了一百萬個理由，但說穿了她就是怕我。我太了解她了。

媽爬上床和我一起。我吃了藥，試著閉上眼睛。她拿著手機看某個跟原始人有關的影片，我一直對她說「我還沒睡著」，直到睡了四十五分鐘。醒來時，媽正在傳訊息給人在客廳的雨果。我看著她的背影。

他們在計畫幫我截肢。他們要把我綁起來，把傑特的監護權全部給雨果。媽在幫忙雨果規劃這些，這樣她才能繼續當傑特的外婆。

那天晚上，整整九個小時，我恐慌症發作，這輩子從來沒這樣過。我在床上滾來滾去，說著，「喔天哪，喔天哪……太糟了，太糟了，拜託讓我走，媽，拜託讓我走，不要讓我受苦，媽！拜託幫幫我，讓這一切停下來吧，拜託！妳能幫我。媽，真的很糟，好糟，我到底做了什麼？」

接著，在我的妄想中，我「聽到」她在黑暗裡像是生氣似地低聲回答，「我沒辦法回答妳，妳會受不了的。」

我低聲回她，「我搞砸了，對不對？我真的、真的搞砸了。」

然後她又低聲咬牙切齒地說，「對，是的，妳真的搞砸了。」

（後來我問媽關於這段「對話」的事，她說並沒有這回事。奇怪，我明明記得超清楚。）

我說，「媽，拜託，拜託帶我去醫院。」

她說，「拜託睡覺，或至少試著休息一下。明天早上如果妳還是覺得很不好，我們可以去掛急診。」

拜託，拜託，拜託，媽，讓我走。一遍一遍又一遍。媽緊緊摟著我，睡睡醒醒，兩腿把我夾住，以免我偷偷溜走，傷害自己。你得手腳並用地把你的小孩架在床上以防她尋短，想想這是什麼畫面！我無法想像自己這樣對傑特，我想不到比這更糟糕的事了。

我不曉得媽是怎麼面對的。後來和她談到那晚，她說，「我覺得除非妳好一點，不然我沒辦法愛傑特。那個時候，妳才是寶寶，不是傑特。」她眼眶泛淚地說，「**妳是我的寶寶。**」

那是我這輩子最最漫長的一晚，看著天色殘酷地漸漸亮起。隔天早上，媽起床泡茶。黛西抱著傑特進來，給我水和奶油吐司。我無法伸手碰寶寶，我不想看到他。

她說，「可是，妳可以跟他說個早安就好。」

我說，「我不想。拜託不要逼我。」

我實在是演不下去了；我不想要他。黛西看起來難過得要命，淚眼汪汪地抱著傑特離開。他輕輕的咕嚕聲也跟著消失在臥房中。我完全漠然，精神恍惚，幾乎動不了，什麼都不能做。動作遲緩，神智不清。黛西幫我洗澡，我呆坐在水中，然後她哭了起來。我抬頭看著她說，「妳幹嘛哭？」好像很厭惡她似的。好像她這樣愛我，是跟我一樣糟糕的事。太可悲了。

40 終於要去醫院了

那天是星期六。傑特早上預約了要打卡介苗。診所事前提醒我們，身為家長，看著孩子打針可能非常難受。媽問我和雨果是否可以接受，我指責她這是代理型孟喬森症候群（Munchausens's syndrome by proxy）[6]，是她故意害我生病，這樣才能照顧我。我說都是她的錯，一切都是她的產後憂鬱症和她被領養造成的，她早就知道這些會發生在我身上。我說她是故意生女兒，好把這殘酷的病傳給我。

我還指控她對她的臘腸狗簡直莫名其妙（我真的不知道這段是在幹嘛）。黛西笑了一下，也許她是在想，這才比較像她們認識的我。

我傷害了媽。她從來沒哭過，但那次她哭了。她試著藏起眼淚；那只讓我更心煩。「她哭只是因為被我揭穿罷了。」

到了診所，我麻木呆坐，說不出話，連眨眼都很困難，整個人關機了。我們的助產士當天碰巧值班，她經過等待區時看到我，看起來真的被我嚇到了。她摘下眼鏡，跪下來握著我的手。我盯著她，一臉空白。

助產士說，「我覺得等下打完針後，妳應該下樓去掛急診。」

輪到我們進去看護士幫傑特打針。「媽媽在場嗎？」護理師問。

我四處張望，彷彿在說：「喔，你是在跟我講話嗎？」然後舉手，像是被老師從白日夢中叫醒的學生。我露出僵硬的「媽媽式微笑」，但內心卻在大吼：「妳她媽給我醒醒！表現正常一點，不然他們會把寶寶帶走！」

針頭刺入，寶寶大哭，我的微笑定格在臉上，彷彿我是櫥窗裡的人偶一樣。我們離開診間，到雨果爸爸的伴侶家，從那之後開始，我的詭異舉止在記憶中全部皺成一團晦暗的模糊印象。他們幫我烤吐司、泡茶，我什麼都吃不下，被深深困在腦袋的檔案櫃裡。但我不害怕了，已經對這些感受完全投降，下述經過都是我「記憶中」的版本。

雨果的爸爸在廚房桌旁和我說話，想幫助我脫離麻木狀態，但那時的我確信他是想催眠我。全世界只剩下他和我。我聽見古典音樂聲，好像是部高亢激昂的歌劇。大約有半小時的期間，我真的有成功活過來，像醒酒似地恢復清楚思考和視線，整個人輕盈起來，鬆了口氣。

6　照顧者故意誇大或捏造受照顧者的狀況，以企圖獲得更多關注。

我被治好了！我想著，然後抱了抱雨果的爸爸。我幾乎感覺到一陣狂喜，但又不太算是，因為理性的我知道自己還有一堆問題。

雨果的爸爸建議我們兩個走去公園透透氣。這我做得到。我能好起來。我想，如果我能把自己拉出來至少幾分鐘，接下來就能做到一小時、甚至兩小時，然後半天、一天、接著一整個禮拜——直到我好起來為止。

但接著我轉身，像是超級慢動作般瞥了一眼，然後「看到」雨果的真面目——一個寂寞孤單、智商極低的小小孩。我們繞著公用草坪走，路過的小孩嫌惡地看著我，推嬰兒車的女人們盯著我竊竊私語。愚蠢好騙的雨果牽著我的手盪來盪去，開心我恢復了，我跟著他一起表演一對「快樂情侶」。

「我不愛你，我甚至不認識你，你不是我以為的那個人。你愛我只是因為被我操控和矇騙了，你太笨了，這不是真愛！我才是恐怖的那個，我不是受害者，我是加害者。生產過程害我被揭穿了！」

我記不得我們是怎麼回家的，但到家後一切開始錯得離譜。我溜進浴室打視訊電話給我最好的朋友。我說，「來了，到處都在傳我的事，大家都知道真相了！遊戲結束了，大家都知道我做了什麼！」

「妳覺得妳做了什麼？」她問，一臉憂心忡忡。

「所有事。糟透了，我是暗黑藝術大師，騙子，冒牌貨，我把別人玩弄在股掌之間！」我走回客廳，身體半裸發抖。我無法碰傑特，他在哭，但我無法把他抱起來。我對雨果的爸爸說，「我做不到，拜託你了！」

雨果的爸爸要我吃飯，但我哭著說我做不到。我相信我的任務就是要餓死自己。大腦已經變出最糟糕的可能情境——最一塌糊塗、能傷害到最多人的一種，要我餓死或自殘，這樣傑特的媽媽就會死掉，就像當年雨果的媽媽那樣，這樣雨果就得獨力扶養傑特。這個輪迴得繼續下去。事情就該這麼發展。

「我在害死自己，是不是？」我問，他們點點頭。

對不起，對不起，我真的無法面對。太黑暗，太變態了。我實在太沒救了，我受不了。拜託讓這一切停下來！

他們叫我試著入睡。我不想進臥房，因為我怕那裡，於是他們幫我在客廳沙發上鋪好床。我吃藥，閉上眼睛。

「她睡著了。」我聽到他們悄聲說，但我沒有。我聽到他們在討論計畫；某個人說了什麼「撐到禮拜一」之類的，接著雨果爸爸的伴侶說，「蘿拉，我們要帶妳去醫院，好嗎？我們覺得妳的狀況比較危急。」

「好。」我答話、起身。老實說，我鬆了口氣。我終於要去醫院了，不用再假裝了。而我的寶寶，甚至還沒滿月。

第五章
試著讓世界拯救自己

這不是妳自己造成的，不是因為妳的個性或生活方式有問題。
這是一種病，來自生產過程的創傷經歷，
病症包括憂鬱或其他精神病表現。
這個病可以、也正在快速有效治癒中。

41 尋找不到的詛咒聲

雨果的爸爸和伴侶晚上幫忙看顧傑特，所有人一起回到我家，雨果幫我收行李，但又被我倒出來重收。我放進一些緊身褲和套頭衫，但其他都是我不真的需要的東西。我忘了帶內衣、流血用的產褥墊，襪子，還忘記放牙刷。

時間是半夜一點。我們在等黛西。

傑特在他的臥房睡覺，我不能進去。我一直對雨果說我愛他，我得反覆這樣告訴他，因為他被我騙得太慘了，我要是不跟他說我愛他，那會害他想不開。

黛西來了，我們在門外與她會合。我坐進車裡，覺得整條街都在看我，好像我被逮捕似的。我們開車穿過夜晚的倫敦市中心。閨密打視訊電話給我，我嚷嚷著說我是「暗黑藝術大師」，說我的偽裝被揭穿了。

我們在一棟我認不得的奇怪建築物旁停車。我完全分不清東西南北。入內，大廳溫暖明亮，有接待櫃檯、藍色地毯、飲水機、沙發，看起來並不像「醫院」或療養院。我們在等待區坐著，是在等警察來嗎？我抓著我的行李箱，雨果和黛西分別坐在我兩邊，手疊在我的手上。

一位醫生走過來對我微笑。「哈囉，蘿拉。」她帶我們走進一間小房間，往後幾週，這裡就是我的臥室。

一位護理師加入我們的行列。醫師坐在床尾，開始問我問題：我是否想要單獨跟他們談談？黛西和雨果在場時，我能自在回答問題嗎？我說他們可以留下來沒關係。

我不記得所有問題，但記得問答的時間非常長。他們問我有沒有精神疾病史、過去是否得過憂鬱症。我說沒有。他們問我是否容易在壓力大的時候求助於藥物或酒精？我說沒有。他們問我有沒有聽過什麼聲音。我說有。聽到這裡，黛西和雨果看起來很難過。

他們問我那是女人還是男人的聲音。我覺得很不舒服，我還記得自己望向右手邊角落的天花板，彷彿在試著尋找這位男人的聲音。一想到在自己的腦袋中「聽到」一位男人的聲音，我變得十分驚恐，無法專心在其他問題上。我真的不想要聽到男人的聲音……

我是否想過要傷害其他人？沒有。是否想過要傷害自己的寶寶？沒有。是否想過自殘？沒有。是否有自殺念頭？我說有。

他們問我是否有「計畫」。

「喔喔喔！計畫如何自殺嗎？」這時，我請雨果和黛西離開房間。他們抱抱我，去找公用廚房泡茶。門關上後，我盡可能把傑特出生後到當時為止的一切經過，都告訴醫師和她的助手。我一邊說，醫生一邊記筆記。聽著自己認真且大聲描述傷害自己的計畫，實在是一大衝擊。

「我只想睡覺。」我說。雨果和黛西走進來，醫生說這禮拜安排我看精神科醫師，而且要參加團體治療。我的醫生禮拜一早上會來看我。

「明天是禮拜天，在這邊輕鬆休息一下，就當作用這天來熟悉環境。這邊有電視，如果需要任何東西，可以按這個警鈴。護理站就在那邊，二十四小時都有位護理師隨時待命。」

輕鬆休息一下？而且我為什麼會需要警鈴？我注意到地毯上有一大塊汙漬，我想像那上面曾經有坨嘔吐物或是血跡。我這是在康復之家嗎？我待在這個房間裡可能會發生什麼事？

醫生問我是否想要誰進房間陪我，我不記得自己怎麼回答，不記得我有吃藥，只記得雨果和黛西在黑暗中躺在我身旁，順著我的頭髮、親我的臉頰。我的心跳越來越平緩，緊繃的肌肉逐漸放鬆，僵直的骨頭漸漸鬆軟下來。噓……噓……都沒事了……

42 對身邊親愛的人產生敵意

我試著回想發病期間做的所有事情與感受，盡可能地誠懇還原現場，但我意識到自己並非完全坦承。這不是為了保護自己或自尊，而是因為一部分的記憶特別難以面對。我得倒帶一下。

前面提到我在廚房被雨果爸爸「催眠」時的對話，我寫得很保守。我一直試著理解為何直到現在，那段記憶還是這麼難坦承紀錄下來，原因是我不想害任何人不開心。經歷過去一年種種，家人們只想往前看，假裝這些都沒發生，這我很能理解；但這些事我也無法說忘就忘。

傑特出生後，我默默認定雨果的爸爸對我頗有微詞，認定他不喜歡我，所以我對他的負面妄想和猜忌迅速加重，得花很長一段時間才能釋懷。在我的妄想中，我認定在我住進精神病院前那晚，他是故意播放激昂的古典樂對我下咒。我相信他是在施展某種自學來的休克療法催眠術，類似自製測謊器／審問／酷刑手段之類的。在我腦中，他摘下眼鏡，用放大鏡片般的雙眼直盯著我，嚴厲地對我說：「妳知道自己幹了什麼好事，對吧？」

我點點頭，支支吾吾地向他「招供」：我騙了雨果，我是壞人，我邪惡、我黑暗，我覺得羞恥。從那之後，我對雨果爸爸的恐懼深植腦內，堅信他要來抓我、揭穿我、羞辱我，還跟醫院說我不想讓他來探訪我。

把這些訴諸文字，實在是恐怖、悲傷又丟臉。多數人對於伴侶父親的尷尬記憶，可能是自己包著浴巾時——而不是在他們面前發瘋時。

對於發病帶來的所有妄想與症狀，我很清楚、也了解這就是生病造成的。但和雨果爸爸之間的「這一刻」，就是怎麼也無法釋懷。我小時候就認識他，而且一直隱約覺得我們會成為一家人。我總是非常尊敬、崇拜他，我們會互相借書、對電影品味相同，他甚至還幫我剪頭髮（而且他不是理髮師喔）！

過去一年間，我以為這種關係早已無法修補，創傷經驗留下許多無解的問題與情緒、心照不宣的懸念和尷尬，感覺像是出席婚禮結果喝得爛醉、脫光衣服，告訴所有人你對他們的真實想法，搞砸當天所有人的心情。但困擾的是，你還得因此感到歉疚，但你並不想要這樣！這不是你的錯——但同時也是。這種感覺就像在睡夢中殺了某個人，**只不過你什麼都沒做錯，只是生了個孩子**。

我一直沒機會跟他談談這件事。我太害怕真相、害怕答案，還有我對他到底「招供」了什麼。我怕這些都是真的，卻也害怕是我自己想像的。兩個情境都很恐怖。

但是今天，雨果爸爸和他的伴侶過來看看傑特。我們喝茶；傑特跟他們炫耀他的小火車玩具組。我突然覺得肚子不適、一陣翻騰，然後知道自己想要開誠布公了。因為我真的太想修補這一切。

「那天我們在廚房說話的時候，你是不是有放古典樂？」我問他。

「可能有些背景音樂吧，收音機的，但我沒有。」

聽他的回答，我重拾信心，進一步問：「那我有對你招供了什麼嗎？」

他笑出來，搖搖頭。「沒有。」

哇噢！我在那邊糾結了一整年，雨果和我為這件事討論了一遍又一遍，我甚至不記得到底「招供」了什麼內容。我向雨果哭訴，「我對你爸說了些話，說什麼不記得了，可是我永遠無法讓他忘掉這回事、跟他說那不是真的……」結果我根本什麼也沒跟他說過。

我把玩著傑特玩具車上的輪胎。「你有沒有對我說：『妳知道自己幹了什麼好事，對吧？』」

「啊？沒有！我沒這印象。」他笑道。「那段對話很短。但妳顯然情況很不好，我不記得全部了，不過那時妳很焦躁。」

「那所以你沒催眠我囉？」

他又笑出來。「喔，雨果說過這個。沒有，我沒有催眠妳。」

我看著雨果，他看著我，表情寫著：「就跟妳說沒事吧！」我大鬆一口氣。

「我還以為你痛恨我……」我說。

「才不，完全相反！」雨果爸爸的伴侶說。

這是經典的教科書案例——**像這樣對伴侶的家人產生敵意**。我聽過其他案例裡，女主角以為她們被老公的家人下毒，或是逃走，因為覺得自己的孩子會被他們綁走。

我甚至無法確定自己有沒有清楚表達出，這對我來說是多麼豁然開朗的一刻——但我覺得應該提一下這件事。因為**復原不是線性的過程**。我一整年都對雨果的家人備感愧疚，為了某件我說不清楚、根本不是我的錯的事情，暗自希望他們原諒我，而我是多麼希望能呼吸點新鮮空氣。

43 一定要為了孩子好起來

隔天早上，我在醫院醒來，孤單困惑地躺在一張不屬於我的床上。那是我的第一個母親節，雨果帶傑特來看我，他穿著膨膨的雪衣，正在熟睡。雨果拿給我一張卡片，上面寫著「母親節快樂」，旁邊是傑特的綠色小腳印。

但我無法伸手碰傑特。我覺得所有員工都在批判我。每個人都跟我說傑特真美，但對我來說，他們的意思是：「妳為什麼就不能停止假裝生病，認真當個好媽媽？」

我知道有人帶雨果和我四處認識醫院。我披頭散髮，覺得非常害羞又尷尬，自信全無，就像在學期快結束了才轉學到新學校，大家都適應了，只剩我還沒。而我相信這些都是我應得的。

我的房間簡單乾淨，就在一樓，所以沒窗戶可跳。我有間浴室，水溫根本不熱，所以沒辦法燙傷自己。有浴缸，但沒有蓮蓬頭，所以也沒辦法上吊——但其實我連公園的吊單槓都不會。

那裡有大約十或十二間房間，盡頭處有間公用交誼廳，裡面幾張沙發正對護理站。護理師坐在電腦前處理紙本作業，旁邊放著鼓舞我們的花束、桌上擺滿給職員的感恩卡片。

「永遠輪不到妳感恩，因為妳永遠不會康復。」那聲音說。

樓下有個簡易餐廳，還有一個很小的庭院，中間有噴泉的水池；一圈圈漣漪從銀盤中擴散流瀉而下，令人感到平靜。地上有菸蒂頭。這邊可以抽菸，看來大家非常珍惜這個機會。我看到一個年紀和我差不多的爆炸頭女孩，正在哭著講電話。我們還被帶去參觀體育室（基本上就是間擺了跑步機的小儲藏室），牆上掛著藝術治療課的裱框作品。很多黑色塗鴉、花、陽光沙灘、心碎的畫。

回房間的路上，我完全搞不清楚狀況，我認定這棟建築物就是故意設計要來唬弄人的，像座迷宮。我想大叫：「拜託別把我丟在這！拜託讓我回家！」

睡過一點覺，加上吞了他們給我的不知名藥物後，前一晚的狂躁消退，只留下沉重的失向感與紛亂。雨果說他前一晚在電話上對醫生描述我的症狀，醫生建議我馬上住院：「如果這是我太太或女兒的話，我一刻都不會等。」

「我到底怎麼了？」我問雨果。

他用手機連上國家健保局的網站給我看：**大約每一千名婦女中就有一人有產後精神病，**

症狀包括產生妄想、幻象、偏執、疑神疑鬼、失眠、困惑、狂躁、情緒失調、狂喜（這我可完全沒有）、自殺念頭、想要傷害自己或寶寶、對家人產生奇怪的想法、嚴重焦慮。我對著所有症狀一一點頭。

產後精神病不是產後憂鬱症，雖然醫界認為產後憂鬱症有可能演變成精神病。事實上，對於這個疾病，我們目前所知甚少，也因此很難診斷出來。

是我的閨密發現的；我們視訊過後，她開始上 Google 查詢「生完小孩後發瘋」。之後她打給雨果說：「不好意思，你如果不想聽了就叫我閉嘴，但你覺得蘿拉是不是有可能得了這個？」

雨果跟我吻別後，我的家人到了，像是安排好的交接儀式似的。我們全家人：媽、爸、妹妹黛西和弟弟海克特，全員到齊。上一次我們五人這樣一起坐在一間房間裡，大概是二十年前的事了，而現在大家全圍著我的床，氣氛相當詭異，每次我開口說什麼，都感覺他們在試著彼此交換眼神。

他們從家裡幫我帶東西過來：我的彩色羊毛床尾巾、鳳梨小夜燈、衣服、牙刷、牙膏、筆記本。海克特把他過大的黑色 Nike 帽T給我（可見我肯定病得很重，他從來不借我衣服穿的）。媽給我一張卡片，爸幫我帶來一組搭配草莓圖案小碟的黃色茶杯。我要在這邊待多久？為什麼大家要這樣幫我佈置？

我慌了。他們不會永遠這麼關注我，這些舉動只會持續幾週而已，對吧？最後他們就不會再來了。也許媽會把我接到她家，住進窗戶釘上木條的頂樓小房間裡（這樣海克特小時候才不會不小心摔出窗外）。傑特一週來一次，他會跟學校同學說他媽媽住在奶奶家，住在窗戶釘了木條的頂樓小房間裡，因為她生病了。喔天哪！讓我現在就死了吧！

我的烤肉餐送來了，爸媽積極讚美著食物，「哇，美味耶！看起來好棒喔！」很像他們對住在老人院的曾祖母講話的方式。而且是塑膠刀叉。

「祝我母親節快樂！」我開玩笑說。「我無法相信……我從來沒遇過像這樣的事。這到底是哪來的？」

爸說他曾經吃過抗憂鬱藥物；媽說她生海克特時產後憂鬱症很嚴重；黛西說她焦慮症斷斷續續很多年了；海克特說他的焦慮程度都要「衝破屋頂」了。我們都笑了。

在我住院期間，每過十五分鐘就有人敲門，探頭進來確認。這次是位比較年長的女性，說話近乎唱歌般的快樂高音，鏡片後的眼珠又大又圓。她來幫我做「基本健康檢查」。

我的血壓「看起來還是蠻高的。可能是因為妳的家人都在這邊？」又要填表格。我一一作答，她依序勾選，是或否。我能自己刷牙嗎？洗澡？換衣服？傷害自己的想法？我可以撒謊的，但我說了有，而她無動於衷。在這裡想必是家常便飯吧。

其他人出去了，留下爸一個人。他面對我躺下來。我倆面對面，像小時候那樣。好久以來第一次這樣，我的淚水奪眶而出。

「爸，對不起……」

「別對不起，寶貝。」

「要是我沒好起來怎麼辦？」

「妳會的，妳一定要。為了妳兒子，他需要妳。他是妳的孩子。」

那天晚上，一位男護理師坐在我的床尾，把藥放在迷你紙杯裡遞給我。通常去麥當勞的時候，會拿這個裝番茄醬。「如果需要的話，可以再吃一顆安眠藥。」太棒了，我雜亂無章的大腦早就決定我一定得再吃一顆。

然後他留下我一個人，在黑暗、充滿陰影和各種想法的房間裡。只剩下我和沒人看得到的怪獸陪審團，房間沉甸甸地瀰漫著陰森濃霧。我真的不想看到或聽到任何東西，拜託，請手下留情！我真的很害怕被嚇到，我害怕孤零零。

不知道自己孤單一人待了多久，我突然按下警鈴按鈕，立刻聲響大作，紅燈閃爍。同一位男護理師和另一位女護理師衝進來，看到我沒有做蠢事時鬆了一口氣。

「我睡不著、睡不著……，」我說，「我好害怕！」

他們又給我一顆藥，然後我昏過去，像被打了鎮定針的野生大象般，應聲倒下。

44 只是因為憂鬱症，就這樣而已

早上六點，護理師叫醒我，告訴我精神科醫師半小時後要過來。我把自己拖下床，沖個常溫（其實接近冰冷）的澡。沒有肥皂。我伸出雙手擠捏滿脹的乳房，母乳噴進水中，凝成菸霧般的白色形狀。有種不真實、悲傷卻又滿足的感覺。我怎麼會病得這麼重？

「哈囉，我可以進來嗎？」精神科醫師來了，我馬上衝去做準備。房間亂成一團，我想整理，但只是不斷地拿起東西，擺到另一個地方而已。然後他進來了。

P醫生是我看過最古怪的醫生，完全無助於緩和我的妄想症狀。他個頭小、中年、穿著長到拖地的厚重外套，手掌非常小，像從故事書走出來的醫生。說他看起來很「可愛」好像不太對，但他真的有點類似焦糖色天竺鼠之類的那種感覺。他的嗓音很驚人，我從來沒聽過這種聲音：北方腔調、高尚、鼻音重、粗糙、乾啞沉重，但同時音調又頗高。

「他是這裡的頭頭，有某種權力。他是神嗎？不對……是惡魔。這是他的醫院嗎？我人還在倫敦嗎？我其實是某種實驗的受試對象，而他是主導醫生吧？他會在我的頭上編號，稱我為他的個案嗎？」

他直直走進來，從椅子上捏起一條沾血的產婦內褲。他用手指像鉗子一樣捏著內褲，距離自己遠遠地，把內褲放到地上。

「對不起。」我說。

「不會，別對不起。妳還好嗎？」

「糟透了，一切都很糟。大家都知道我的真面目，知道我是個很差勁的人，所有的人都討厭我。」我說。

「妳有憂鬱症，」他回答，實事求是的口氣。「妳的病情蠻嚴重，我看過更糟的，但妳有嚴重的產後憂鬱症。」

「所以全都只是因為憂鬱症？」

「對，現在就只是憂鬱，而且妳會好起來。」他微笑。

「我覺得我不會。」

「妳會。而且不用好幾年，不用好幾個月，只要幾個星期而已，然後就能完全回復正常了。然後妳就是傑特的媽媽，會回去繼續寫妳的詩和童書。」

「我不會，我做不到！我感覺糟透了。」

「妳可以，因為妳在這裡。我們會提高妳的抗憂鬱藥物劑量，它們可以幫助妳。妳沒辦法只靠自己。妳需要藥物，我們也有開抗精神病藥物給妳。」

又來了，那個字：精神病。腦中閃過更多不舒服的畫面：牆上血跡斑斑、奇怪的鬼畫符、尖叫的臉孔、眼球顫動、全裸且肋骨突出的女生、耶穌受難像、火、洞穴、怪獸、蜷縮成胚胎姿勢的男人在髒汙床墊上搔抓皮膚、陰暗潮濕的獄房、戴面具的孩童、電椅。還有皮扣、勒帶、束縛衣。

「津普速（Olanzapine）。好，吃了這個以後，妳可能會發現自己變胖，因為它會促進食欲，但我們會儘早把這個處方拿掉。不過目前為止，妳對它的反應很好。這是很好的消息。」

「吃這個還可以親餵嗎？」

「為什麼想親餵呢？我每個小孩都是瓶餵，也通通上大學了。別再想這個了。」

「但我讓我的寶寶失望了。」

「沒有，妳正在好轉，而且妳的家人都很支持妳。」

我點頭。真想整個人被地板吞噬。他起身準備離開。「今天晚上需要有人坐在妳房門外嗎？還是妳覺得妳應該可以？」

「呃，我覺得我應該可以。」我回答。

「很好。」他伸出他的小手。「如果妳需要任何東西，可以去護理師櫃檯說要找我，他們會打給我。妳二十四小時都能找到我。沒事的話，我禮拜四的七點半到八點之間過來看妳。」

就這樣，感覺並不像看診，比較像是和馬戲團表演指揮見面。

45 同樣生病的我們，其實非常不同

那天早上，我孤單一人去餐廳。我換掉吸飽血的墊子，沉甸甸的一包，叩咚丟進垃圾桶，然後盡全力換好衣服。不太記得我是怎麼做的，甚至連自己是誰都不知道。我知道自己的名字，一個聽都不想聽到的名字，但沒有任何身分認同感。我穿上褲襪和海克特的帽T、襪子和拖鞋，像宿醉中的人要出門買牛奶。

我走過護理站。

「早安，蘿拉。藥給妳好嗎？」

「這是什麼？」我疑神疑鬼地問。我得把藥丸藏在舌頭下面不要吞下去，我不應該吃。他們在加重我的病情，不能相信那個邪惡醫生。

護理師是個義大利年輕女孩。她微笑回答，「抗憂鬱劑。」

我喝水吞下藥丸。結果我根本沒膽反抗。

「妳今天要去參加團嗎？」她問。

「團？」

「啊，可能妳還沒被分配到。」

我聽到身後有個女人在大吼，房門敞開。她年紀比我大一點，金髮、纖細。她抬起眼，眼睛佈滿血絲。她的房間整齊乾淨，不像我的，像被炸彈炸過一樣。她對著電話大吼，「我要跟我的律師談，他要是以為因為我有精神疾病，孩子就跟他，那他就……」

「祝妳用餐愉快。」護理師說。

餐廳到處都是人，每個看起來都很「正常」，沒人像我想像中那樣穿著病人袍，或用頭撞牆。人來人往，卻安靜得讓人不安。我們都是重度用藥患者；鎮靜、動作遲緩。

我想不出來自己以前喜歡吃什麼，只好拿了一盒歐寶燕麥片（至少我還認得這個牌子）和一杯草莓優格。我走到房間較安靜的另一端，坐在長桌尾端。我看了看四周其他用餐者，但看不出共通特徵。我們各方面來說都非常不同。所以「我們」是什麼？

另一張長桌上，有大約七位年輕女孩、兩個男孩和一位護理師面對我坐在一起，小聲禮貌地交談。他們面前的桌子有幾個大塑膠碗，裝著麥片、玉米片和西式米香，看起來像群在戶外教學的學生團體。

一位面色紫紅、年紀大約三十幾的男人出現在我身邊，打斷我的思緒。他的臉腫腫的，鬍子沒刮。他口齒清晰地問能否和我一起吃。

我點頭，他坐下。他裝了滿滿一盤的英式傳統早餐。

「妳為什麼會來？」

喔天哪。真直接。我沒想到我們在這裡還得和人聊天。我對於自己的「精神病」還很羞恥，只回答「產後憂鬱症」，因為感覺這比較好啟齒。「你呢？」

「酒精。我老婆想要孩子，搞得我壓力非常大，然後就……惡化了。我本來是週五要出院，到時候再看看吧。我做了些蠢事，所以……再說吧。」他看向遠方，眼珠裡的血絲清晰可見。看得出來，他也跟我之前遇過的不知名怪獸交手過。

對面一位邋遢男子身穿浴袍，孤零零地坐在另一桌，抓著頭髮喃喃自語。他的故事全寫在臉上：他已經對那個聲音徹底投降了。

我們幾乎全都孤單一人獨自坐著，所有人都像在排隊等候精神病死刑來臨，祈禱自己能被原諒，原諒我們在這兒竟然還有生活可過。大家吃飯只是為了多活過一天，也許不是為了自己——也許是為了愛我們的人。我究竟是怎麼淪落到這裡的？

視線回到早餐團體上。大家都這麼孤單，為什麼這群人可以井然有序地集體用餐？接著我注意到他們有個共通點——都很瘦，瘦得要命，所以他們才要一起吃飯。院方在監督他們。

「再見囉。」紅臉男子和我道別，起身離開。我這才發現，在我發呆的時候，他已經把整盤早餐吃光了。

46 另一半不可能還愛著我，對吧？

時間就在我的擔心中流逝，直到我對時間完全失去概念為止。我無法專注，完全失衡，腦袋整天暈暈沉沉，應該是吃藥的關係。房間再度擠滿家人，他們輪番來訪，有時則全部一起來。

週二，我去看治療師。我敲敲門，然後走進去。一位個頭高大、戴眼鏡的男人坐在電腦後面，問了我一堆問題，然後把我的回答打進電腦裡。一切非常制式化、毫無幫助，比較像在旅行社，而不是什麼療程。

「我有……焦慮傾向。」我覺得有必要對他坦承，雖然我知道他能從我的檔案中，看到之前入院時我所有誇張恐怖的問題。他看著我的表情像在說，「小姐，我想這是妳最不需要擔心的。」

「好。」他點頭，推了推鼻樑上的眼鏡，把這打進電腦。

「不好意思……我們現在是在治療嗎？」我問。

「我在評估妳要到哪一組參加團體治療，以我的問題和妳的回答為依據。」

「呃……好。」

「妳是第二組。團體治療一整天，每天都有，從九點半到五點，中間有休息時間。晚到就不能參加，禁止帶熱飲。」

他把文件交給我。一個小小的藍色資料夾，裡面有時間表和筆記紙。我一頭霧水、毫無頭緒，這些時間表和療程約診什麼的，我根本無法招架，完全超越我的負荷範圍。

雨果和傑特來看我。我不知道該怎麼碰觸傑特。當時是三月，天氣冷得異常，他還穿著他的小小雪衣。雨果看起來為了來訪費了一番心思，但他對這間醫院來說太帥氣了，不該來敲我的門。我不配認識他。

他已經完全掌握傑特的照顧工作。以前他帶去樂團團練的舊背包，現在塞滿了各種嬰兒用品：奶粉、尿布、濕紙巾、奶嘴、包巾、紗布巾、一套換洗衣物。傑特一哭，我的胸部就又痛又腫，但這完全違反我的直覺，我在吃津普速，所以不能餵奶。我覺得自己好沒用，感覺不像他的媽媽，覺得自己誰也不像。希望他們乾脆忘了我是誰。

護理師每十五分鐘就過來「確認」一次，然後就十點了，雨果和傑特準備回家。有保母在，所以我知道雨果有得休息。我們道別，雨果想親我，但我躲開了。**經過這些事，他不可能還愛我**。他在騙我。我彆扭地低身傾向坐在安全座椅裡的傑特，拍拍他的頭。

又剩我孤零零一人。護理師進來做基本檢查。自傷，否。自殺，是。逃跑，否。因為我回答有自殺念頭，所以今天也會有人來監看我睡覺。藥來了，裝在小紙杯裡，我吞下藥，在黑暗中等待睡意來襲。那是你會想像有什麼東西冒出來的那種黑暗。拜託讓我睡覺，帶走痛苦吧，幾分鐘也好，讓我的腦袋修復，幫我找到某種平靜。

在我放空神遊的時候，門縫外出現一位女性的輪廓。她背後的走廊亮著燈，散發出琥珀色的光芒。她在擰手，從姿勢看得出來她不是護理師，是一位個子瘦小的老太太，身穿嬰兒粉色的天鵝絨褲子，一頭捲髮，口條清晰，幾乎像傳統女演員那種說話方式。

「哈囉。」她悄悄說。不知道她怎麼看得到黑暗中的我。

「凱薩琳，她在睡覺。」護理師說。

「噢……她在睡覺，」凱薩琳失望地說，像小孩子難過我不能出去陪她玩那樣。「晚安。」

「晚安。」我悄聲回應，進入深沉睡眠，連夢都沒做。

47 我應該不會被賣掉吧？

胸部脹滿母乳、又腫又痛，我站在洗手台旁擠著。大腿內側濕濕黏黏、沾滿了血。我還便祕，吃藥的副作用之一，而且蠻確定我還得了膀胱炎。實在不能不笑一下。

我坐在馬桶上，痛得臉皺成一團。浴室左上方的磁磚牆上一個搆不著的高度，有個手印，太高了，所以清潔人員沒發現。那手印讓人心驚。我得離開這，有人曾經在這裡爬牆。

我吃藥，然後下樓吃早餐，吃了我的「歐寶燕麥片配草莓優格安全牌」，然後回房。過一會，護理師來敲我房門。

「蘿拉，妳今天不去參加團嗎？妳已經錯過第一節囉。」她問。

「要，我要去。」我說等休息時間過後再加入他們。

我和媽聊過，她說我應該要跟人說膀胱炎的事，所以我畏首畏尾、舉步維艱地走向護理站，不是因為我精神恍惚，而是因為我太害怕了，連說話都有困難。「我覺得我好像有尿道感染。」我緊張地囁嚅表示。

「好，我們會請醫生去幫妳看看。妳回房間等吧。」

這位醫生和P醫師很不一樣。他臭著一張臉，老大不高興地走進來。他態度直接而嚴厲，非常正經八百。我實在很討厭他，他也是個把我當實驗對象的邪惡醫生。一位護理師也來了，是個有張迪士尼公主臉蛋的年輕愛爾蘭女孩，但也許她會幫我？我試著和她對上眼神。救命。

醫生請我尿在一個塑膠容器裡，說樣本會送給實驗室「檢查」。你就不能插根棒子進去，馬上告訴我到底有沒有感染嗎？為什麼還要送去那？我被拿來做實驗了，我知道我是！

他請我躺到床上，讓他檢查我的剖腹傷口復元得如何。護理師靜靜地站在一旁看，大眼睛直直盯著我。醫生拿小手電筒看我的眼睛，接著又看我耳朵。他請我站起來伸出手臂，檢查我的平衡能力。我失去平衡、像個小丑般跌到床上。我是不是被嚴重下藥了？他幹嘛做這些檢查？我要被賣去哪了嗎？我是不是要被逼迫生更多寶寶？

我想像自己是被「徵召」了。這不可能，這不合法啊，根本是什麼邪教吧！這醫院沒牌照，這些人都是騙子！我以前寫過一個類似情節的短篇故事，故事裡的主角最後被吃掉了。

喔我的老天哪，現在要發生在我頭上了！

48 從團體治療到藝術治療裡的「朋友」

團體治療。我以前從來沒參加過什麼治療，結果現在一下直攻最高級。我花費大把時間，疑神疑鬼地試著分析不同的治療團體與時間表。為什麼我被歸到第二組？感覺自己像被戴上哈利波特裡的分類帽——都跟我們最私密的「真正」人格有關，然後像雞籠裡的雞一樣，被分類帶開。我看著我的時間表：認知行為療法、睡眠衛生、焦慮管理、藝術治療、騷莎？太極？什麼啊！

到了休息時間，我上樓參加我的第一堂治療課。地點是樓上一個炎熱的小房間。一小群人坐下，每個都拚命喝著水。之前在花園哭的那位女孩也在。她酷酷的，嬉皮風格，紮染寬褲配鬆垮上衣，但散發著一股憤怒能量，像在吼著「離我遠一點」。

有位四十幾歲的瘦女人，穿得像是要上餐酒館和人第一次約會一樣，拿著小手提包，戴著垂墜耳環。她一直伸手進皮包，拿出各種筆啊衛生紙啊護手霜啊之類，或忙著滑手機，好像她得趕去哪裡一樣，叨唸著她的忙碌行程，似乎想讓大家對她刮目相看。

一個邋遢蒼白、遊魂一樣的男孩，年紀和我弟差不多，有雙躁動的深色眼珠。

還有一個大塊頭的男人，兩眼下有重重的黑眼圈，後來我們得知他當天晚點就能出院離開。我看過他，似乎上過電視之類的。大家輪流祝他好運，他邀大家沒事去「看看」他，「我會懷念這裡的，一個好安心的地方。很擔心出去外面會是什麼樣子。」

他是真的害怕離開，他被這個制度馴化了。喔天哪！我得在他們把我洗腦前趕快出去。這些都是計畫的一部分——打從傑特出生就是，都是為了讓我崩潰，把我的大腦變成漿糊。他們要拿傑特怎麼辦？

我們依序輪流分享自己的感覺。

酷女孩無話可說。「跳過。」她說。聽起來像美國人。

蒼白的年輕男孩說他叫做伊茲拉，說他六個月前吸大麻，然後嚴重焦慮症發作，之後一直沒恢復。他說自己以前很有自信、很快樂、受歡迎、聰明、朋友很多，但現在他覺得自己是個廢物。他孤立自己、無法找工作、無法出門，還自殘，多數時間都躺在床上。他非常慚愧把自己搞成這副德性的竟然是大麻，而不是其他更烈的東西，讓他覺得很丟臉。他說大家都偷偷笑他，他非常多疑、妄想嚴重。

餐酒館女人名叫莎拉，她完全相反，心急躁動又多話，不斷自說自話，每句開頭都是「這部分我不想扯太多」，然後馬上扯東扯西、囉哩叭唆一堆。她最近剛離婚，但她說她很好，有兩個小孩，「我其實不太喜歡講自己的事，我還蠻封閉的。」

大家看起來好像聽過這段話好幾次了，我觀察他們的表情，每個都很漠然麻木。就連剛才那個說自己很開心要出院的男人都盯著地板，全然沒興趣的樣子。感覺大家只要焦點一離開自己身上，就馬上縮回空無與遺忘之中。我說我想出去。

「出去了就不能再回來，」治療師提醒我。

「沒關係。」我說，但我覺得我之所以想離開，是因為我從每個人身上都看到了自己，這太可怕了。

接下來是藝術治療。這個團體裡，光環換成落在酷女孩、伊茲拉，以及一位沒看過的年輕女生身上。她染粉紅色頭髮，身穿靛青色的毛茸茸外套。他們都帶了水瓶、聲音沙啞、口乾舌燥、呼吸粗糙。我突然也開始口渴。接著我懂了大家為什麼都帶水瓶，是藥的關係。

治療師是位年紀較大的女士，講話有濃厚的歐洲口音。她要我們自己挑創作素材，並說說自己有什麼感覺。這腐蝕了我喜歡做的事、覺得自在的空間——比如和藝術素材共處等。我完全受不了，只覺得絕望。

我默默看著其他人挑選素材：陶土、顏料、炭筆、蠟筆、鉛筆。我喜歡畫畫，但想不起來要怎麼畫。腦袋一片空白。我顫抖起來，手抖個不停，開始落淚。

我的繪畫「風格」有點偏像火柴人那種，但在這個團體裡效果不太好，看起來比較像是受害兒童被要求畫出自己的經驗。治療師真的能解讀出端倪——沮喪怪異的媽媽，用火柴人表達她的失落與悲傷。

療程結束前，治療師要我們「重新集合」，坐進用校園桌椅圍成的圈圈裡。她邀請我們談談自己的創作。酷女孩舉起一張畫，是一隻對著月亮嚎叫的狼。她的臉真美，膚色金亮，配上奇異果綠色的眼珠。她說她愛上月亮，說她很痛苦地嚎叫著，像一隻狼。我們很難感受那種痛苦，因為為了保持安全，大家都吃了超多藥。我想著如果沒吃藥，我們現在會在做什麼。

伊茲拉用蠟筆畫了一張蠻激烈、甚至有點滑稽的連環漫畫，滿滿的紅色和黑色。老天，他蠟筆畫得真是有夠用力。他畫大麻葉，還有火柴人版的自畫像，帶著「我搞砸了」的皺眉表情。他的眼鏡和黑髮凌亂粗糙，畫裡到處用紅筆寫滿警告標語：「不准焦慮。」他又說了一次吸大麻的事，然後說，「我就是很討厭自己這麼焦慮。」

他說他全身在顫抖，心臟都要跳出胸口了。他說那天早上他曾經想割傷自己，希望自己從來沒抽過大麻。他恨爸媽帶他來這，他討厭在醫院裡，但他也討厭不在醫院裡。

那位沒看過的年輕女孩口條很好，她說她有躁鬱症，另外也診斷出有分裂人格障礙（Split Personality Disorder）以及飲食失調。她說她在不同組間跳來跳去，想找到最適合她的。我不記得她畫了什麼。她很甜美。

接著換我。我秀出我的蠢作品，那是在模仿我平常會畫的東西，但背後毫無個性可言。我在表演，表現「蘿拉」平常會有的樣子，然後哭了出來。他們遞衛生紙給我。他們傾聽，點頭，治療師同情地嘆氣。

「妳的寶寶多大？」她問。

「才滿三週。」

「這麼寶貴的時刻，而妳卻不在他身邊。」她說。

我脹紅了臉，喘不過氣，抓緊皺皺的衛生紙團往眼角抹，覺得這些人有可能變成我唯一的朋友。但說實話，我才不想跟任何人當朋友，他們也沒人想跟我做朋友。

49 我最不需要的，就是讓人捕捉這場慘劇

因為口老是很渴，所以我得弄清楚飲水機和熱水壺在哪。我迷上洋甘菊茶。我在我這層樓的廚房和凱薩琳正式碰面。她綻開明亮爽朗的笑容，向我自我介紹。她似乎對這個地方瞭若指掌，像個常客。她說自己在這棟「很棒的機構」進進出出多年，說我的笑容很美，能點亮房間。

她問我是做什麼的，我很不好意思地回答：「我是作家。」感覺像在說謊，因為知道自己的寫作生涯再也回不去了。她倒抽一口氣，抓住我的手臂。「作家？那，妳怎麼都不說呢？」她說她是演員。她說，「我有個很棒的點子！我們應該合作。這樣很棒不是嗎？我們可以拿這裡當主題！一定會很好笑！就像情境喜劇那樣，對吧？妳怎麼會在這裡？」

我說我得了產後憂鬱症，她看我的表情跟我覺得其他人看我的表情一樣不可置信。「噢，所以妳就是那個生了寶寶的人？」她恍然大悟地問。

「你有看到我放在交誼廳的花束嗎？是我的妹妹給我的。我想讓大家一起欣賞。我為她們畫畫。也許妳該來看看我的畫？我可以畫妳？」她說。

全世界我最不需要的，就是讓人捕捉這場慘劇。

「我的醫生都不把話說明白。妳的醫生是哪位？」

我說了他的名字後，她再度倒抽一口氣。「噢，妳這幸運的女孩，妳是怎麼安排到的？大家都想要P醫生。噢，妳會好起來的。」

「但願如此。」

「妳會的。」她微笑。「這裡的團體治療我一概不去，運動類除外，那個我還行。妳參加團體治療嗎？」

「嗯，我在嘗試中。」

「好孩子。不過，小心點噢……」她低語。「那裡有超多怪人。」

我的家人過來和我一起在交誼廳吃午餐，他們說醫生那裡有好消息：我對藥物反應良好，他們幾乎確定我週末就能回家了，有大家在身邊陪我慢慢復原。聽起來很正面，但其實不是這樣，我比自己想的還嚴重……

我抬頭，看到雨果的爸爸走過交誼廳。我立刻嚇得半死，簡直像被殺人犯找到自己的藏身處一樣。我得用盡一切努力，克制自己不要尖叫和拔腿就跑。我生病的腦袋認定他是來監視我的，來看看我是不是真的病了，還是只是裝病。我不敢看他的眼睛，不想再被催眠。我想著，你怎麼找到我的？拜託別留我一個人面對他！

為什麼他們看不出來，他就是那個害我變成這樣的人？結果現在他知道我在這裡了，他居然能未經任何人允許就這樣走進來！我避開他的視線，但眼角餘光瞥到他給我一個心照不宣的眼神。

50 我會完全恢復正常的

雨果陪我一起參加下次的會談，P醫師坐在我對面。

「妳看起來好多了，」他說。「感覺如何？」

「有好一點。」我回。我在雨果面前撒謊。

「照這個樣子保持下去，很快就能出院了，妳會完全恢復正常。」他露出善意微笑。「好，接下來，我得問妳，有沒有自殺念頭？」

有想過。「沒有。」

「非常好。不好意思但我得再問妳……有傷害傑特的念頭嗎？」

「沒有！」我開始產生警覺。「沒有，完全沒有。」

「對不起，但這是我該問的。」

「我了解。」但事實上，我很害怕這些念頭，只要有一顆小小的種子，就完了，它會瞬間長出一大片張牙舞爪的雨林。我得把思緒導向他處，別去想傑特，但同時又得精準拿捏平衡，把所有的注意力放在他身上，好覺得我是個深愛自己寶寶的「正常」媽媽，才能早日脫離這個地方。

「我把妳從每十五分鐘調整成每半個小時確認一次，可以嗎？」我點頭。「如果之後幾天一切順利，我們再減少成每小時確認一次，以此類推。」然後他就離開了，長袍拖過走廊地板。

雨果帶了傑特的洗澡用具，我們在我房間內的浴室幫他洗澡。他光裸無助的身體完全信任我的雙手，兩手伸到頭邊緊握拳頭，美麗晶亮的大眼盯著我，很高興看到我。

我不夠好，配不上你，傑特。

雨果跪在我旁邊，為我示範該怎麼做，我真的很討厭被這樣督導。我們把他擦乾，換上乾淨的包腳衣。我們餵他，然後他進入夢鄉，留下雨果和我彆扭談天。

房門每半小時就會打開，來確認的護理師帶著禮貌甜美的微笑，看著我和懷裡熟睡的小寶寶。我覺得自己可悲又失敗。我敢打賭這些護理師家裡都有小孩，而且覺得照顧他們只是「小菜一碟」。為什麼對我來說就不是「小菜一碟」呢？我到底有沒有任何一丁點的母性？

雨果叫我把手機給他，他在手機上打下這條筆記[7]：

> 請記得：**這不是妳自己造成的，不是因為妳的個性或生活方式有問題。這是一種病，來自生產過程的創傷經歷，病症包括憂鬱或其他精神病表現。這個病可以、也正在快速有效治癒中。**精神病症狀已經逐漸隨著藥物治療而消退，憂鬱傾向也會減退。他們會確保事情這樣發展。
>
> 然後妳就能回家，我們會盡力照顧妳，妳能去探索各種妳想得到的自處方式、決定要怎麼解決問題，或也許妳根本不需要煩惱這些（妳是個很了不起的媽媽，我們就

7 作者註：那天過後，我這才第一次讀到這條筆記（我之前一直不敢往下看），現在邊讀邊哭。

愛妳原本的樣子）。醫師保證妳的個性和自我會完全恢復到一年前的樣子（差別只在於妳變成一個媽媽了）。

助眠劑在這個時候能派上用場，好好睡一下能發揮很大的幫助。我每天都會在這裡，而且傑特很安全，有最適合的人照顧他，我也會照顧他，妳隨時想看他我都能帶他來。你的家人和朋友都愛妳、覺得妳最棒了，需要時隨時一通電話，他們就在妳身旁。他們愛妳。

第六章

他們都想搶走我的孩子

我唯一擁有自由的地方，
是在我的腦袋裡，
而那卻是全世界最糟的地方。

51

金魚缸裡的生活

隔天早上，有歐寶燕麥片，但沒有草莓優格，只有香草的。我陷入恐慌，我真的非常需要每天吃一模一樣的東西。

我看到團體治療夥伴伊茲拉在房間另一頭，雙手抱著頭。他看起來比平常蒼白，像整晚沒睡。我想到弟弟海克特，想起這也可能發生在他、或他任何朋友的身上。我拿了燕麥片和香草優格，找位子坐下，以前的我會去坐在伊茲拉旁邊。

有的時候，我們會不只一個團體一起治療。我會從頭到尾死命地想讓腦袋專注在治療師說的話上，但多數時候我只是坐在那裡，埋在自己的思緒中，默默地陷入自省和自我厭惡的情緒裡，或是想著我到底該怎麼脫離這個狀況，或是努力不哭。其他時候，我會坐在那裡，死命盯著其他病人看，想剖析他們的人生故事——他們為什麼會在這裡？我試著把他們放上瘋狂衡量表，把他們的「發瘋」指數跟我自己比較。我想像他們都在想「她怎麼會在這裡？我可絕對不會離開我的寶寶」，好像是我自己決定要把寶寶丟了，跑去馬爾地夫潛水似的。

治療課上，除了我們第二組的核心成員（酷女孩、伊茲拉和莎拉），還有一個三十好幾的女孩，骨瘦如柴、頭髮稻金色，講話帶著濃濃俄國口音。她每天都穿同一件過大的藍色運動褲和嬰兒藍高領套頭毛衣，袖子上滿滿皺褶，像個變魔術變到一半的瘸腳小丑。她很愛跟治療師爭論，問他們怎麼有辦法坐視電視上一樁樁的殺人案、戰爭和紛亂。她總是以雙手抱胸的防衛姿態講話。有時她會在團裡問問題，問我們為什麼看電視都能不為所動。她有時會突然插嘴，對別人的事情發表意見，質疑他們的行為，好像不太相信他們真的生病了一樣。她常常在療程中突突然離開，甩門而出。

另外還有一位老愛呵呵笑、話很多的男生，年紀跟我差不多，穿著打扮走「酷小子」（rude-boy）風格。

還有一個女人老是在哭。她水汪汪的大眼睛又藍又圓，濕濕的粉色鼻子上方，皮膚總是皺成一團，她很愛講男友的事。

有一個年輕多話、很有自信的加拿大女孩，她有圓禿症，所以戴假髮。她血壓過低，說自己常常昏倒。還有一個害怕收音機的女人。

伊茲拉又說了一次自己的大麻故事，餐酒館莎拉又說了一次自己的故事。我們整天就這樣反覆循環，只是在不同房間、對不同治療師說。每個人都非常自我沉溺、執著，迷失在自我厭惡和寂寞的黑暗深淵中。開口訴說自己的事，然後再度封閉，等著下次再輪到自己講述自己的痛苦，等著某人來治療我們。我病得太重，無法同理他人，無法和他人產生連結；我太執著於自己的事，連傾聽都做不到。

每天早上，我拿起電話向媽哭訴，把自己拖下床。我拉開窗簾，打開一吋窗縫，吸進新鮮空氣。我梳洗，把母奶擠進洗手台（等到母乳停止分泌後，我想應該就會好多了），然後刷牙。我從來不看鏡中的自己。短短幾天內，在這個金魚缸世界裡，我開始養成某種生活習慣。我認得員工、開始弄懂自己人在哪裡，但時間就像一陣我完全跟不上的渦流，只能在醫院裡盲目來去，像在大學趕課一樣，從一節團體治療換到下一節，深怕自己遲到。

每天下午一點，爸會帶著一捲報紙、腋下夾著機車安全帽，來和我一起吃午餐。他在這種地方不可思議地悠遊自在，穿梭自如，到處跟職員和「客戶」聊天，和護理師談天說笑、用手肘打趣地戳她們肋骨。他還真的交了朋友，發表評論說食物「還不差」，說他不介意付個五英鎊的探訪費，換碗熱騰騰的濃湯、一套「當日特餐」，以及到沙拉吧飽餐一頓。不過有時候，到了結帳櫃檯，他會認真詢問能否把帳掛在我這間房。

有天，他在我床邊留下一個生鏽的彼得兔鐵偶。他說這是他小時候的寶貝，會為他帶來好運。「別被它噎到喔。」他開玩笑。

那天晚上，妹妹來看我。那是第一次只有我們兩個。她說她和雨果隨時保持聯絡，說他們都會照顧我，而且會早點帶我回家、讓我好起來。我說我一直對她說謊。她哭了起來。

「這不是真的，**是妳的病在對妳說謊。**」她說，然後用我的手機錄了一段語音訊息給我聽。她說我勇敢又堅強，現在這個人不是我。她說我擁有朋友和精采的生活，我有傑特和家人，她叫我趕快回到他們身邊。

她向護理師拿我晚上的藥，在黃色鳳梨小夜燈的柔暖燈光下，用山金車精油乳霜為我按摩腳掌，直到我睡著為止。身為姐姐，那是我人生第一次病重到無力擔心她要怎麼回家。

最近我與黛西談起那晚，她說，「不只這樣，我們都很討厭得把妳一個人留在醫院。那天晚上，護理師來檢查過後，我鑽進被單下面躲起來。」

「妳試圖留在醫院和我一起過夜？」

「對啊。」她說。「我不想丟下妳。」

52 糊里糊塗的太極課

週末很多病人回家、或有客人來訪，所以團體治療變得比較輕鬆。我參加了某種奇怪的敲鑼冥想療程，結果根本就是讓我的腦袋猛虎出閘整整一個小時，和我的憂鬱念頭們坐下來共進燭光晚餐。

朋友傳來一些奇怪的訊息。我不曉得有誰知道我在這、有誰不知道。反正他們在訊息裡說的好話，我通通不相信——他們只是被雨果拜託的。我會花費大把時間拆解一字一句、尋找線索，看他們到底有多討厭我。

保母週末回家，所以那是雨果和傑特兩人獨處的第一個週末，晚上他自己顧。我們視訊通話，我還記得自己換了一百萬次不同的表情，等著他接電話，那時的我非常沒有安全感，非常困惑自己到底是誰。我不知道自己到底有沒有比較好。有時覺得有，有時又覺得根本不相信自己生病。

「全都是妳瞎掰的，妳只是想爭取注意力！妳每缺席一天，就要多付出一天代價，傑特會忘記妳，他不會原諒妳的，因為妳把他丟在一旁！」那聲音會這樣說。然後媽或其中一個護理師會提醒我，說我確實在生病。

雨果的家人會傳傑特的照片給我。傑特洗澡、換衣服、光溜溜躺在床上、吃奶瓶。我不知道自己到底是喜歡還是不喜歡收到這些照片，它們讓我感到失聯又難過，感覺傑特像是一隻因為媽媽在叢林被射殺，所以被獸醫保管餵養的紅毛猩猩寶寶。那是我的寶寶。

我在餐廳看到凱薩琳。

「噢！是妳，有寶寶和微笑的那個。這裡的人很讓我擔心，妳看到那邊那個女的嗎？」她指向一個跟我們住同一樓層的女人，「妳不覺得她很可疑嗎？」

我順著她的意思聳聳肩，但同時又得保持謹慎，以免這是個陷阱。我也開始擔心不該跟凱薩琳講太多話，以免被歸類到錯的一群。像在學校一樣，有小圈圈。

「妳是第一次來這種地方對不對？來我房間看看我的藝術作品吧，我就在妳對面房間。我最近都在畫花還有門把……噢親愛的，妳在哭，別哭，拜託別哭。」

她說的沒錯。我在哭。

「我知道這是個很劇烈、很糟的打擊，但沒事的，這邊誰是妳朋友？」

「沒有。」我說。

「嗯，那妳可以當我的朋友。我不太參加團體治療，我比較喜歡跟護理師講話，如果妳口氣好一點，還能要求出去買東西，不過他們會穿著護理師制服跟在妳後面，很引人注目。」她笑著說。「我買了一本非常漂亮的筆記本，把這個地方所有有趣的事都記錄下來，但，我們要一起寫書對吧？寫下這個地方的事！」

她張開雙臂，像在歡迎我來看表演似的，還眨眨眼睛。我想像她年輕時的樣子，一定很美，是那種派對上的靈魂人物。我想起自己的朋友，以及我們老了以後會變成什麼樣子。我們在外面走廊排隊，大家都很安靜，只有凱薩琳在講話，這會兒跟她剛才說「很可疑」的那個女人搭話。

可疑女人對凱薩琳說，她以為她上禮拜死了。我是不是也死了？可能我們全都死了？我想把耳朵關起來，我實在太害怕不小心聽到什麼讓腦袋陷入執著的東西，然後又開始自顧自地信以為真。

酷女孩和酷小子都來上太極。我們不斷吸著水瓶，像藥物成癮一樣，眼睛睜得老大。我們看起來都像是在電音派對上，只不過是辦在精神病院地下室的那種。大家都失去知覺，卻又充斥各種感受，被點滴餵養心跳，好讓我們持續活著。

指導員把我們當小孩一樣，我實在很想笑，但其他人都不覺得哪裡好笑。連嘗試做出最簡單的動作，都讓人非常疲累，宛如不可能的任務。凱薩琳問了一堆問題：「哪隻腳？我的手要擺哪？我要怎麼呼吸？」感覺她像是故意要惹惱指導員。指導員像在教學走路的小孩，對我們說，「別擔心，是吃藥的關係，吃藥會比較難平衡。」

我們連左右都分不清楚，糊里糊塗地像群小狗一樣轉錯方向、跌坐地板上、到處亂跑、輪流跌倒、在地上滾來滾去，超級白癡！但沒人在笑，所有人都擺著撲克臉。

「好，我會試著弄得簡單一點。」她說，但看起來很挫敗。我猜她週六早上剛教過兒童班，而我們的表現比他們還差。大家就這麼看著，期盼太極能發揮什麼神奇療效，每個人的大眼珠轉呀轉，像失落的星星閃爍著。

53 慢慢想起自己到底是誰

我的狀況非常好，但我完全不覺得。護理師現在一小時才確認一次，是個「進步」。但我只是撐著，就這樣而已。

我的房間現在充滿了傑特的照片，還有朋友的留言、詩句和禮物，但我一個也不信。雨果、媽和黛西把東西全貼在牆上。雨果來探訪，把傑特留給保母照顧。他獲准帶我出門二十分鐘，我頭低低、步履蹣跚地跟著他，走向街角一間非常美麗的傳統二手書店。

以前，這種地方我能待上一整個下午，沉浸在泛黃脆裂的書頁世界裡。他們甚至還有一把木梯，能沿著書櫃滑動。我愛死塵埃的味道，是我鍾愛物品的味道，那種囤物者專屬的遺忘與歸屬味道。雨果帶我到地下室並說，「我想讓妳看一個東西。」

報紙與舊書堆間有台鋼琴，他彈了一首我們剛在一起時，他為我做的曲子，他沒唱出聲，只是在每個音符上婉轉逗留。但我在自己的腦袋裡聽見了那些歌詞，我哭啊哭，覺得自己會永遠停不下來地哭著。我深深地悼念自己的人生，我實在承受不了，記不得自己到底是誰。

雨果回家後，傳給我一張廚房留言板的照片，上面貼滿我們和朋友的照片。雨果和我打扮成山頂洞人參加變裝派對；家人最近去看他演出；我們搭船從懷特島（Isle of Wight）回來；黛西和我在媚兒喜（Melanie C）的演唱會上喝啤酒；我的生日派對；朋友的寶寶；我打扮成陰間大法師；我和雨果小時候、臉貼著臉、抱在一起。有那麼一瞬間，我想起來了。那就是我，但那又太讓我傷心，不敢直視。我寫下這段文字：

當你從枝頭跌落
你知道　你已找到自己的小角落　就在
柔軟的一面
柔軟的一面
太陽柔軟的一面

她露出她鎔融的一面
幽微火光暴露眼前　來自她
柔軟的一面
柔軟的一面
太陽柔軟的一面

玩一場想像的遊戲
收拾行李

舊破布也別忘記
希冀　醫療外力

身上所有線纜　綁定就位
各端固定　連著塑膠刀片
位在太陽柔軟的一面

這裡　他們看妳入眠
這裡　當藥效發威　妳毫無防備
位在太陽柔軟的一面

玩一場想像力的遊戲
收拾行李
舊破布也別忘記

希冀　醫療外力

玩一場想像力的遊戲
一同假扮
與這些夥伴
不在誰的房裡

柔軟的一面
柔軟的一面
太陽柔軟的一面

54 開始發威的疑心病

爸來帶我出門走走。我們去超市，我買了一本書和口香糖。爸簽名帶我出去時，雨果的爸爸也在櫃檯。他過來打招呼。我臉色發白，感到罪惡，因為我知道那個週末，雨果自己一個人照顧傑特。

「我覺得他蠻樂在其中的。」雨果爸爸說。這句話對我產生了某種作用，好像他們所有人從來都不想要我回家。我的疑心病開始發威。當你開始疑神疑鬼時，你會誰都不相信，你變成警衛、監視錄影機、ＦＢＩ探員，你變成該死的福爾摩斯，張著眼睛睡覺。你就像在電影《記憶拼圖》（*Memento*）裡面一樣受困，頭腦陷入高速運轉，還得寫筆記提醒自己現在是什麼狀況，但又害怕自己的筆記被人發現，只好撕成碎片或塗掉。你會動手寫新的筆記假裝看起來很好，但接著又覺得假筆記讓你看起來更有病，於是把它們也丟了。

接著，你開始懷疑清潔人員是不是把你垃圾桶裡的垃圾交給醫生和護理師，所以最好還是別在垃圾桶裡面丟任何東西，這下子沒地方丟垃圾了，於是索性什麼都不寫。

你不曉得哪些事讓你看起來瘋癲、哪些事讓你看起來神智清楚。安全起見，你把所有事情藏在心裡，任憑那些要命的想法在小腦袋裡轉呀轉呀轉。你對睡眠變得非常執著，為了修復過載疲倦當機的頭腦。你知道自己得去醫院，但又不想待在那邊，因為他們把你當實驗對象，給你的藥只會讓病情更嚴重。你會上癮，癮症在侵蝕你的大腦、吞噬你的想法、你的創意、想像力與感受，甚至抹除你的記憶。

你感覺得為自己的人生起而對抗，但一旦對抗，他們又會覺得你病了。你無能為力、走不出僵局，每個人都說你瘋了，但他們就是要你這樣想，用這個方法擊潰你。於是我那充滿猜忌的破腦袋得出這個結論：

那些藥會讓我的病更重，我會永遠離不開這裡，雨果和他的家人會偷走傑特，取得他的監護權。他們都計畫好了！所以才寄那些照片來給我！都是為了展現他們有多配合，為之後出庭做準備！所以雨果才要帶傑特來看我，這是為了他自己好。他們要把我從我的人生中抹除，所以才要來探望我、監視我、「安撫」我順著他們的變態計畫走！這下我都弄清楚了，他們想把寶寶偷走！

我怎麼會這麼笨呢？我得在藥物造成太多不可逆轉的傷害前趕快出去，我得離開這裡，把我兒子搶回來。但我還沒好到能出去，也還沒好到能自己獨力照顧他。我能相信誰？我打給我最好的朋友，怒不可遏、講話像機關槍一樣。

「別跟雨果提到任何我的狀況。任何一點都不行。你一點都不能跟他說。一個字也不准講！」我說。

她回答，「好，好，怎麼了？」

「我不想讓他知道我吃什麼藥、做什麼療程。他要把傑特帶走，我知道。我現在要去參加團體治療，一堂課都不能錯過，沒辦法跟你說太多。你就跟我保證你不會跟他說，你保證？」

「我保證。」她說。她真的說到做到。

55 我想把兒子搶回來

事情越演越烈。我做了計畫，打給妹妹，請她帶我的跑鞋、要看的書、筆記本和一支筆過來。然後我找那位迪士尼公主護理師，要她跟我一起趴在我的床後面，以免被人聽見我跟她分享的最新發現。

「我知道我之前說的一切都不是真的，我知道自己嚴重妄想、疑神疑鬼，但這次是真的，好嗎？我知道這聽起來很瘋狂，但雨果和他的家人想偷走寶寶。我現在好一點了，能看清楚這一切。妳絕不能讓他得逞，好嗎？我要妳把他的名字從訪客名單裡拿掉。我不想要你們打電話跟他報告我的吃藥狀況，什麼都不要跟他說，我甚至不確定現在我有哪些家人是能信任的，懂嗎？」

她點點頭，「好。」

「很抱歉把妳拉進來，但謝謝妳。我在這邊有點無能為力，只能趕快行動。但我會出去的，我要去把兒子搶回來。」

「你希望我們找誰當聯絡人呢？」迪士尼公主護理師問。

「我妹妹就好。黛西就好。」

我認定是腿毛害我晚上睡不著覺，於是傳訊息給妹妹，叫她也把剃毛刀帶過來，還補充，「別擔心，我不是要拿來自殺，妳可以在旁邊看我用。還有零食，幫我帶零食……我胃口突然來了！」

我認定自己是全院有史以來最嚴重的病患，絕對無藥可醫，除非我做點什麼，否則會一輩子被關在這裡。我得把寶寶搶回來。但唯一的出口，就是入口，得穿過那道沉重、有守衛看管、使用電子鎖，還有保全監視的大門。而要讓他們願意讓我出那道門，只有一個方法，就是好起來（無論「好」的定義到底是什麼）。我回到房間內動手擬訂計畫。

我要好好吃下所有的藥。

我要把歐寶燕麥片和草莓優格吃光。

我一定要參加所有治療課，不准遲到，一堂都不行。一定要拿到全勤出席紀錄，之後開庭才能贏得傑特的監護權。

我要當完美資優生，直到院方讓我出院為止：我會哭。會與人交談。會笑。

我會跟其他病患做朋友，吃飯時跟別人一起坐。

我要把所有功課和作業報告寫完。

我要去戶外庭院走路鍛鍊身體。

我要停止講電話，把空閒時間拿來複習團體治療學到的東西。

就算上述我一件都不想做，也還是會逼自己做。我能假裝。

我準備好和來探訪的雨果見面。

關於我和雨果的互動，最好的形容方式，就是有點像偵探電影裡面的場景：兩個人各有一杯葡萄酒，其中一杯有毒，兩人一再對調酒杯。其中一個預測對方要毒殺自己，但下毒者已經預先猜到對方會懷疑自己，所以已經搶先在對調酒杯前，把酒杯對調過來了。我很肯定所有雨果說的都是事先安排好、是他和家人精心策劃的結果。我得試著突破他設的局，攻其不備，反用他自己的把戲來騙他。我甚至確定連保母都加入他們的計畫。

他說等我回家後，我們應該帶傑特去懷特島住一個禮拜。噢，你以為我這麼笨是不是？你以為這樣就能讓我有動力早點離開這裡，因為你不能在我住院的時候採取任何法律行動？你只是想假裝自己是個完美伴侶，但實際上根本是個叛徒。而且，我才不會跟你去什麼懷特島！那邊四周環海欸，你以為我是蠢蛋嗎？你會把我丟在那裡。

雨果想抱我，我全身僵硬，但隨後轉變策略。我得讓他安心，讓他卸下心防，於是我配合演出。我裝作正向，說這個主意聽起來不錯。他給我看一張照片，傑特躺在我那個有橘子和檸檬印花的絲綢枕頭上，他藍藍的大眼睛向我索愛。我不為所動，趁機亂滑、檢查雨果手機，然後找到一張照片，是一張手寫的名單。

「這是什麼？」我問，語氣彷彿那是張他未來的潛在外遇名單。

「那是護理師的名單。」

「你為什麼有護理師的名單？」

「因為我想知道是哪些人在照顧妳。」

「你幹嘛要這樣把她們的名字一一寫下來？為什麼還要拍她們的照片？」

「我只是想知道她們誰是誰而已，確保她們有好好照顧妳。」

「你在跟護理師聯絡。」

「嗯，對，我是，我是，我們都是，但我們沒有背著妳，都是想要妳好起來。」

你只是想要我吃藥吃上癮，讓我永遠出不去。你會跟他們說我病更重了，好讓她們繼續餵我吃抗精神病藥物，直到我變得像交誼廳裡那個女的一樣，坐在那裡兩眼空洞地發呆。

「你騙人！」

「我沒有！」

「你有！」

「蘿拉，我真的沒有。我發誓，妳媽也有那張名單。」

「噢，我打賭她當然有。」因為她就是這一切背後的首腦。她有代理型孟喬森症候群，這輩子不斷折磨我。這整齣戲都是她的精心規劃。他們以為能趁機偷走我兒子，然後我就住在這邊吃蘋果奶酥派，讓他們迎接沒有我的歡喜新生活？

「我知道你想幹嘛，我知道。我還在試著釐清你全部的計畫，但我知道你在盤算什麼，沒關係。我也知道你為什麼想這樣，但你休想成功。」

雨果看起來又害怕又難過。「成功什麼？蘿拉，我愛妳！我不懂。」他困惑又深受打擊，我卻放聲尖笑。他往後躺到我的床上，一臉疲憊，雙手抱頭。有那麼一秒間，我遲疑了。也許他只是盡全力想幫我好起來，這一切真的只是我的妄想作祟？不是！當然不是！我是在發揮我的母性直覺！

他又說了一次他愛我，但我沒有反應。然後他就離開了。我吞下助眠劑宜眠安錠（Zopiclone），接著，所有要命的想法紛紛入睡。

56 與最愛我的人對決

隔天，雨果在我團體治療課間休息時打來，說我回家後可能可以繼續親餵。他說保母會協助我重新上軌道，並要我和護理師聊聊，看在吃抗精神病藥物時親餵有沒有問題。

這又是一道考驗。全世界他最渴望的，莫過於讓我放棄親餵傑特的想法。可是我有很多很多母奶！我已經完全忘記傑特的事了，深陷在自己的妄念裡，一切只剩下我和雨果的對決。我跑到護理站，要求迪士尼公主護理師出來，和我討論我在吃津普速的時候到底能不能親餵。答案是我不能，不安全。

哈！他知道這不安全，所以他想栽贓給我，這樣之後出庭爭取監護權的時候，他就能指控我自私自利，寧願繼續吃藥，也不願意親餵傑特。幹得好啊！

我馬上回電給他，告訴他我是多麼想要親餵，但我不能餵他，因為在吃津普速（他肯定早就知道了，他一直在上網查詢我吃的各種該死的藥），不過，我會問問醫生有沒有其他替代藥物。我還請他在那之前能不能幫我帶擠乳器來，讓我能保持泌乳，這樣一旦停藥後，我就能馬上重新開始親餵。我得表現出自己有意願而且樂意親餵。

我麻煩可靠的迪士尼公主護理師幫我聯絡P醫師。時間一分一秒過去，下一堂團體治療課就要開始了，但我絕對不能錯過。雨果巴不得我錯過課堂，不是嗎？

P醫師回電給我，我在交誼廳接起電話，縮到角落去，以免被人偷聽。絕不能讓任何人洩漏我的計畫。我問他能不能停吃津普速以便親餵，但P醫師又說了一次親餵不重要，我趕快好起來比較重要。我告訴他我不相信雨果，說他們要把傑特偷走。我說他不了解雨果，但我很清楚他到底在盤算什麼。我得趕快出院，制止他的計畫。

P醫師冷靜地說我錯了。他說事實上，雨果非常愛我，說他正準備和我家人一起與P醫師見面，討論該如何好好照顧我。這個消息嚇壞我，我央求他別和他們見面，他們只是想監控我，搞清楚我到底都在吃哪些藥，而他再次跟我保證，說大家都非常愛我。

「蘿拉，相信我，妳會恢復正常的，妳表現得非常好，好到不需要做ECT。妳會好起來的。」他說。

ECT？電痙攣療法（Electroconvulsive Therapy）？我在電話上完全說不出話來，腦袋浮現女人被人用皮帶綁住頭嘴、厲聲尖叫的畫面。噩夢般的畫面，還有醫生在一旁放聲大笑。喔天哪！要成真了！我就在《楚門的世界》（*The Truman Show*）裡頭，我就在《黑鏡》（*Black Mirror*）場景裡，從來沒人跟我提過什麼ＥＣＴ！我被騙了，我會一輩子困在這裡，在這裡死掉。

「妳會好起來的。」他又重複一次，我掛上電話。所以，連我的醫生都被雨果騙了！為什麼就沒人看得出來他有多陰險狡猾呢？他甚至提都沒跟我提過，就要叫我做ＥＣＴ！他們要把我的腦袋給燒了！我把電話還給護理站，還不忘記說謝謝，然後以赴任要務的姿態走去參加下一堂團課。

我決定在療程裡談談監護權爭奪戰這個難題。這不就是團體存在的意義嗎？他們覺得我下一步該怎麼走？我該換藥嗎？我該徹底把雨果趕走，還是要繼續拉攏他？能把所有想法一股腦丟出來是很棒，但我顯然得非常謹慎，而且得輕鬆自在一點，以免任何人起疑。這裡每個人都愛八卦，而我不想要任何消息傳回護理師耳裡。

我全講了。大家什麼也沒說，只是用他們成癮的大眼珠直直盯著我。棒透了，非常感謝你各位的毫無貢獻啊。治療師非常公平公正，一直反駁我，看著他們不痛不癢地坐在那裡，圍著絲巾、耳環搖來搖去，實在非常讓人挫敗。我回房去。我甚至記不得我的重點是什麼，我本來怕某件事怕得要死，但那是什麼事啊？

我走來走去，心裡一團混亂，非常困惑。如果爸在房間裡等我，不知道我到底應不應該跟他講講自己對雨果的猜疑。要是他告訴雨果怎麼辦？不，我決定了，我什麼也不要說。我得裝出微笑。

那天晚上，雨果帶傑特過來。他帶了他的洗澡用具、一些傑特的玩具，以及擠乳器過來。我真的不想要房間裡有這些寶寶用具，但我知道自己得和傑特建立關係、陪他玩耍，而且，我有必要演好這一齣，讓護理師覺得我有努力想當個好媽媽，這樣我才能早日脫離這該死的地方！

但是我連在以前狀況最好的時候，都不太擅長搞這些攻心詭計，特別現在我又吃了一堆藥，腦袋變成一團漿糊，整個進退兩難。我對雨果搖搖頭，陰沉地對他說，「我知道你在幹嘛。」

「我真的不懂妳的意思，」他低頭看著我們瘦巴巴的兒子。「我從來沒想過妳會把我當敵人。」那怎麼不說你把我當敵人？

他伸手想抱我，並從內側口袋拿出我的金手鍊。我們各有一條，是用同一條骨董項鍊改做而成的兩條細手鍊。我的那條在分娩的時候斷掉，我過於執著地把這件事解讀成壞預兆，暗示我們兩人的關係即將破滅。現在，他把手鍊修好了。「我愛妳。」他說完後微笑。有那麼一毫秒間，我的心防退卻軟化。

別上當，這是詭計！我馬上翻臉，氣得幾乎控制不了自己的怒意。他竟然使出這種招數，把手鍊拿去修，跟小寶寶一起帶來，這不過證明為了把傑特從我身邊帶走，他願意做到什麼程度。雨果想要我好，只是想確保我不會傷害自己，這樣傑特就會知道是雨果救了我，等他大一點後就不會討厭雨果。他要假裝他還愛我，讓我好起來，趕快出院，這樣他才能開始動手搞我。噁心！

「我覺得之後我和傑特見面時，你不在旁邊比較好。」我說。

「為什麼？」他顯得受傷。「讓妳可以在我不在旁邊時和傑特見面？為什麼想要那樣？」

「你知道為什麼。」

「不，我真的不知道。」

喔，對啦，可憐的小雨果，我很清楚你的能耐。大家都覺得你有夠棒、有夠體貼，但你其實根本狡猾心機得要命。走開，帶我寶貝一起走，回去我們家，把我留在這。別說你愛我，因為我知道你才不愛我！晚安。

我轉過身，透過銀色反射玻璃窗看到他的身影離開。我應該要說，拜託別離開我，真的對不起，我真的很對不起，我好愛你——我聽見房門輕輕關上，聽見我的心碎掉的聲音。

57 你們不值得留在我身邊

我的「前」朋友們會同情雨果。他們會帶食物去給他，開始為他煮飯打掃。他們以前全都被我的骯髒把戲騙了，這能讓他們產生共鳴，分享我的各種古怪行為。他會帶傑特到公園玩，那裡的女人全盯著他看，然後她們會交頭接耳地說，「他的女朋友起肖，被送進精神病院去修腦袋，現在變成一個只會吃蘋果奶酥派的殭屍啦。」「我聽說她拿刀刺自己肚子自殺了欸。」「沒！她才沒那個膽，她是吞藥過量。」「怎麼可以這麼自私，丟下最親愛的寶寶啊？怎麼可以就這樣拋棄家人？她太噁了吧。」「膽小死了。」「幸好有配方奶，可憐的寶寶。」「不過，他蠻帥的說，你不覺得嗎？那個英雄爸爸雨果？」

他們會盯上傑特和雨果，我失去的美麗資產。他們會邀雨果到家裡喝茶，讓小朋友一起玩，然後不知不覺間，下午四點的那杯茶就變成了一杯紅酒，或兩杯或五杯。雨果會在那邊扮演受害者。好可憐、好可憐的雨果，他真的不值得這種對待。好可憐、好可憐的傑特。

58 可怕的是真相，還是我的妄念？

團體治療課後，我召集媽、黛西和海克特一起開個會。我收到海克特的訊息，「拍謝，沒辦法過去。蘿拉狀況嚴重惡化，我們得去醫院一趟。」接著又一則訊息。「抱歉，蘿拉，我不會說謊，剛那個顯然不是要傳給妳的。待會見。」

他們到齊後，我告訴他們所有我對雨果的懷疑、即將到來的監護權爭奪戰，以及他都跟護理師說我比實際病情來得嚴重，好讓她們增加我的劑量。那些藥在摧毀我，但我還是得吃，以示合作。

媽哭了起來。「妳真的病得很重，真的非常、非常、非常嚴重。」

於是我把矛頭指向她，說她只是想要我生病，讓她那奇怪的代理型孟喬森症候群不孤單。媽雙手掩面哭著，接著說，「好，蘿拉，好」，然後擦乾眼淚。

我崩潰哭出來，「我真的受不了了，我好困惑，我誰都不相信，我好孤單，我被關在自己的頭腦裡，而且最糟的是，這座監獄是我自己搞出來的！他們一直給我一堆藥，我搞不清楚是什麼藥，但吃了只覺得更糟。我真的處理不來，我想離開！」

媽試著抱我，但我甩開。我哭得停不下來，「我只是想死，拜託，不要管我，走開！我沒辦法這樣過日子，太痛苦了！」媽和弟離開，留下黛西和我一起。我跟她說除了她之外，我不想要任何其他人來探訪或和我聯絡。除了她，我誰都不信。

我們下樓，與媽和弟弟一起吃午餐。我主持討論，目標是贏得傑特的監護權。我告訴他們，我的計畫就是叫雨果來開場緊急會議，直接對質。這個時間我通常在上團體治療課，可以在他沒有防備時出擊。我能聽到他的朋友在背後偷笑，我敢打賭他現在一定早就在收拾打包我的東西了。

「我想談談我的藥物，你能來一趟嗎？」我說。

「要不要帶傑特？」雨果緊張地問。

「看你怎樣最方便。」

「好，我馬上過去。」

他到了以後，我開門見山說：「聽著，我知道你不愛我了，而且計畫要把傑特帶走，我能理解。但能不能拜託你不要再亂搞我的處方？你不用愛我，也不用陪我，但拜託、拜託不要再亂搞我的處方了。」

他試著安撫我，但我一個字也不信。可憐的雨果，最後又不了了之、毫無進展。一位護理師走進來，也許是聽到我在哭。

「我只是來確認一下，一切都好嗎？」

我點頭。我塗上睫毛膏想讓自己看起來正常點，然後出門去參加團體治療，我不想讓醫院覺得我的狀況越來越糟。護理師看到我時，伸手揮拳說著：「哇，瞧瞧妳，本來那麼難過，還是都乖乖去參加團體治療。多棒呀！」

下樓途中，我看到我房間隔壁靠近電梯的房門開著。那扇門通常都鎖著，所以我很自然地偷看一眼。裡頭有張像牙醫的椅子，他們是不是在這裡做電療？不對。那一定是牙醫椅，他們不太可能會就這樣把ＥＣＴ房放在入口旁邊吧？在電梯旁邊？在大家泡茶的共用廚房旁邊？

團體治療課上，一位德國女人告訴大家她能聽到電流的聲音、電視的嗡嗡聲、冰箱的滋滋聲、微波爐的擾動聲，甚至能聽到無線網路的聲音、路人傳訊息和電子郵件的聲音。這些在空間裡的穿梭來往，她都聽得到。那真的快把她逼瘋了。

我只是坐在那兒，像一團人泥般暗自哀悼。我好愛雨果，好難過和他還有他的家人變成現在這樣。我想到傑特，想他現在可能在幹嘛，不知道經過這些後，有哪些朋友會站在我這邊？等他們發現我的真面目後，大概剩沒幾個吧。

雙腿間傳來一陣溫暖濕潤的感覺。我在流血，血都滴出衣服外了。我離開房間，跑到最近的廁所，沿路留下血跡斑斑。我拉下褲襪，看到一大灘鮮紅濃稠的鮮血。馬桶內，恐怖電影般的一大盆紅血。內褲完全濕透，衛生棉整個泡在血裡。想不起來上次是什麼時候換的了。我盡可能地擦乾淨，墊一團衛生紙充當臨時衛生棉，走回我的房間。路上遇到我那層樓護理站的護理師。

「都好嗎？蘿拉？」

拜託讓我隨便去個地方，讓我離開這顆頭腦一下，離開這個身體。也許我流產了？還是這是之前還沒生完的那些「東西」？胎盤？下腹部傳來一陣攪動，有點像經痛，但沒那麼激烈，類似搏動，像血管跳動、輸送血液那樣。似乎像……小小踢了一腳？

就在此刻，我的腦袋認定我又懷孕了，懷了個假想寶寶。它死心塌地相信就是這麼回事，緊緊抓著這個念頭不放。無論我多努力想轉移念頭，就是無法不去想這件事。我擺脫不了這個命運：就算不妄想這個，也會妄想那個，我的腦袋再也不是我的了。它被別人控制，就像電視跳轉頻道一樣，每一台都是專門為我量身打造的恐怖劇。我不能把假想寶寶的事情告訴任何人，否則他們永遠不會讓我出去。

我泡澡，把母乳擠出來，抬頭看著天花板。世界其他地方的女人要怎麼面對這些？在沒有醫療照護的那些地方？沒有支持網絡？不重視精神疾病的地方？古早時代呢？荒野外呢？沒有配方奶又要怎麼辦？

有人敲門，是護理師。「蘿拉！沒事嗎？」

「嗯。」我在啜泣，我只記得自己坐在床上，兩眼緊閉，盡全力不去想任何跟傑特有關的壞事。我應該擠奶，這樣開庭的時候才能挺胸說我試過了。我跳起來，開始用手動擠奶器瘋狂擠奶。護理師又來看我，灰色的乳汁滴進空管子裡。他同情地看了看我，轉身離開。

我打給妹妹。「黛西，我的腦袋在亂搞，它想要搞些我在傷害傑特的場景。」

「不行，蘿拉，別讓它得逞。」

「好痛，我的腦袋好痛，我好累。」

我衝去上團體治療，全心相信我肚子裡的幻想寶寶正在長大。爸爸是誰？惡魔嗎？或是我自己的扭曲思緒？我曾經在電視上看過一位退役女軍官，她被炸彈炸斷一條腿，之後每次閃電打雷，都會觸動她對那次爆炸的創傷回憶，因此真的感覺到斷腿處隱隱作痛。陰魂不散的痛。

那天某個時間，爸來看我。我只記得自己像個殭屍般呆坐在他面前，執著地擠著奶，一邊嘟噥著說自己一定得擠奶，才能趕快開始親餵。他一定知道我不會再親餵了，那對他來說肯定是很傷心又難以忍受的畫面（就算在自己狀態最好的時刻，也沒人想被爸爸看到自己的胸部）。這是最難擺脫的回憶之一。

我一直無法不去想自己的臥房就在ＥＣＴ房隔壁。

雨果突然來訪，要帶我出去散散步。我去護理站告知護理師，但他們不讓我離開。我又被調回每十五分鐘確認一次。

「為什麼？我狀況明明很好！」（且不論假性懷孕、狂流血、嚴重妄想、狂奔思緒、困惑、害怕ＥＣＴ房裡的牙醫師椅、疑神疑鬼到天邊、可能懷有惡魔的孩子等等。）也許他們把我和別的也叫蘿拉的病人搞混了？要是他們把我跟她的處方搞混怎麼辦？要是他們沒關她、反而把我關起來，又不相信任何我說的話，要是有人不是把傑特交給我，而是交給她，然後她傷害了傑特呢？

不知道為什麼我又被調回每十五分鐘確認一次。現在我知道了，當初是因為雨果跟護理師說他很擔心我，而且媽告訴他我又有自殺念頭了。但那時他為了顧及我的感受，任憑我相信院方是把我跟另一個蘿拉搞混了。那個時候，真相還比我的妄念來得可怕。

59 腦袋是我唯一自由，但也是最可怕的地方

是誰在偷聽我？誰能聽到我的聲音？是誰在打我的小報告？誰在餵資訊給那些護理師？他們在拍我嗎？偷錄我聲音？

我唯一擁有自由的地方，是在我的腦袋裡，而那卻是全世界最糟的地方。

我追著時間跑，趁團課間的短暫空檔擠奶，想加快腳步，然後再把沒用的悲慘奶水倒到水槽裡。我傳訊息給保母確認傑特好不好，並跟她說謝謝。一切都是為了讓我看起來像個關心孩子的媽媽，以便開庭時能順利爭取監護權。

有人敲門，是迪士尼公主護理師和那位嚴肅講效率的住院醫師。他們要增加我的津普速劑量，因為「他們注意到」我的「情緒起伏和妄想狀況變嚴重」。

是誰讓他們「注意到」的？我大叫。我要答案。

「蘿拉，不用這樣大驚小怪。」病房醫生說。

「你有先跟我家人談過嗎？是誰要你這麼做的？」我很清楚是誰在背後搞鬼——雨果。

「可以拜託你跟我伴侶談談嗎？」

「沒什麼好說的。我們會把妳的劑量調到最高；妳會發覺自己體重變重，可能還會頭暈。」

最高劑量？如果這樣還沒用，那下一步就是ECT了吧，不是嗎？這太誇張了。

「請跟我的伴侶談談。」我說。

「好。一下下就好。」他同意，但感覺像是我在浪費他的時間。

雨果接起電話。「雨果，雨果，醫生在這裡，我這層樓的醫師，他們想提高我的抗憂鬱藥物劑量！為什麼？他們為什麼要這樣？你可以跟醫生談談嗎？P醫師知道這件事嗎？」

雨果說，「蘿拉，是P醫師指示要增加的。」

60 所有人在背後議論我，其實是為了我好

最近，我和妹妹的男友拉姆奇談起這一切。他說，「那時候蠻矛盾的，妳懷疑我們背著妳討論妳的事，非常疑神疑鬼，但同時妳說的也沒錯。我們必須討論。差別只在妳以為我們在計畫害妳，但我們其實是想保護妳。」

我理解。就像驚喜派對，你以為所有的朋友都在排擠你、背著你偷偷議論，但他們是為了你好。

第七章

孩子，我終於可以準備好愛你

你沒辦法改變不在你掌控範圍之內的事，但你能掌握自己該怎麼面對這些事件、以及你的疾病：保持鎮定與優雅，接納它。

61 把我治好的藥方，是愛

那天晚上跟醫生談過後，雨果帶著傑特來看我。我跪著邊哭邊說：「雨果，我知道你再也不愛我了，我知道你要離開我，我也能理解，但拜託不要把我的寶寶帶走。拜託！」

雨果彎下身跪在我旁邊，直直看進我的眼睛裡。他眼睛睜得大大的，眼裡滿是血絲，疲憊、困惑又失落，瞳孔定定地看著我。我現在終於知道為什麼大家會說眼睛是靈魂之窗了——那時我覺得自己真的「看見」雨果。

他握住我的手說，「我沒有。我沒有要把他帶走，我沒有要離開妳，我保證，妳做得到的。」

「我做不到！都是我的錯！」我哭著說。

雨果哭了出來，但用力把眼淚逼回去。「妳做得到，這不是妳的錯，不是妳自己想生病的，妳並不想，而且妳會正面迎戰。我哪裡都沒有要去，我要留下來跟妳一起，我要跟妳一起！」

我們抱著對方不停哭啊哭。**把我治好的藥方，是愛。**

62 讓人繼續撐下去的咒語：「你會痊癒的」

藥物劑量增強後，我變得神智不清、腦袋昏昏沉沉。我食量大得不得了，整天都在吃妹妹帶來的零食——優格蔓越莓乾、芒果乾、黑巧克力、堅果和果昔，到午餐時間，又狂吃烤馬鈴薯和水果沙拉，晚餐時又吞下一堆波隆那義大利麵。

我在我們那層樓的小廚房弄了吐司，整天有一搭沒一搭地吃。對，廚房就在ECT房旁邊。房門大多時候鎖著，有的時候會聽到裡面傳出鑽頭的聲音。那肯定是牙醫。

我去上團體治療課。伊茲拉跟大家說他那天晚上要回家吃晚餐，現在非常興奮。我們祝他好運。我家人獲准帶我去「Pizza Express」吃披薩，跟傑特一起。那可是我的超級愛店，結果現在被這給玷汙了。大家都努力保持輕鬆愉快，但我卻羞愧得要死。不過，我超開心能吃掉一整個披薩。

我想到伊茲拉，在家和家人一起，也是這樣試著表現正常。我能想像他的感覺，好像家人隨時在觀察、解讀他的一舉一動。我們都在觀護期中。

怪的是，我還以為人生無法對我再施展更多殘忍的遊戲了，結果一個高個子女人闖進餐廳想偷東西。她被一名員工抓包，壓到門上，整張臉壓在玻璃上像蛞蝓一樣。她尖叫、朝牆壁丟了什麼東西。我記得自己下意識地跳起來蓋住傑特，想保護正在嬰兒車裡睡覺的他，但我分不出來當時那是真心的反應，還是在作秀。

他們提高我的劑量後，我再也不相信護理師。我覺得迪士尼公主護理師沒這麼喜歡我了，感覺她想跟我保持距離（後來我才知道，那是因為媽曾經責備她沒充分回報我的尿液感染檢測結果）。我覺得雨果願意跟我在一起，只是因為我是傑特的媽媽；覺得黛西和海克特都怕我，我再也不是他們的大姐了。我覺得爸覺得我很噁，覺得我大驚小怪。他看過我的胸部，讓我很是尷尬。我覺得媽就是想看到我狀態極糟，她會希望我永遠待在這裡。我覺得傑特不知道我是誰。

團體治療課上，餐酒館莎拉來會見大家。她要準備走了，為此感到緊張。她說自己很興奮能回家看到孩子，但對於睡覺很焦慮。醫生開了宜眠安錠給她，但她聽說那個很容易成癮。

伊茲拉從家裡回來了。他說一切都很順利，但又馬上改口，說其實不真的是這樣。他在晚餐時間崩潰大哭，後來整個晚上都躲在自己的棉被裡。他得抗拒割腕的衝動。治療師向他保證他會好轉，但都過了好幾個月了，到底還要多久？他的生活在一點一滴地被侵蝕。

到了休息時間，我不小心和其他人聊到自殺的事，結果大家開始比高下：誰的自殺傾向最嚴重？誰真的做到那個地步過？參與這種討論實在很恐怖，因為我是真的清楚這一切。但我覺得自己還沒「瘋狂」到能順利融入，我的自殺傾向還不夠強到能在這群人裡贏得地位。**我還太想活著**。我得在這裡交朋友嗎？人可以因為自殺而建立關係嗎？

我們所有人都常聽人說我們會好轉，說我們會痊癒，感覺像是治療師和精神科醫師在我們腦中植入的奇怪咒語，為了讓我們繼續活下去。但我不會好轉吧，會嗎？我們誰也不會好轉吧，會嗎？

午餐時間，我逼自己和同組病人一起坐，以免我永遠不會好轉，得一輩子待在這裡。餐酒館莎拉把話題導向外面的生活。那是她在這裡的最後一餐，她等不及要來杯葡萄酒了。她談起她的前任，以及現在好起來後有多期待看到他，然後她就哭了。接著她說，「他超開心，但我沒有……我永遠不會好轉。」

那句話我永遠忘不了。她整個崩潰，我握住她的手，那對當時的我來說，已經做得很多了。接著，就跟所有其他人一樣，我說，「妳會好起來的。」因為感覺就是該這麼說。

63 令我心存感激的經歷

離開精神病院一年多後，我回去拜訪，帶上雨果和傑特當我的精神支柱。我事先安排要和迪士尼公主護理師聊聊。她在我生病時把我照顧得很好，所以我打電話告訴她這本書的事，問她願不願意和我談談我在病房度過的那兩週。

醫院看起來和一年前一模一樣，一如當年半夜我徬徨坐在等待區等待，不知道前方有什麼等著自己。我突然想起，迪士尼公主護理師曾經穿著下班後的私人裝扮，站在我的床頭，告訴我她週末沒有值班，但她會找另一個超棒的護理師來照顧我。我記得她這個非常貼心的舉動，記得她願意額外多付出心力，好讓我有安全感。我走過「上鎖的」ECT房，她人就在那裡。我們抱了抱對方。

「我對妳印象好深刻，但妳現在整個容光煥發！」迪士尼公主護理師說。「妳打來的時候，我情緒有點激動，知道妳已經康復、現在一切都好，真是太棒了！有些人永遠不想再回來這個地方。妳知道嗎，妳是我照顧過的第一個產後精神病患，妳那個時候好害怕，我在妳臉上都能看到妳的恐懼。」

我說雖然只有兩個禮拜，但那時感覺真的像永遠。直到現在，我的記憶還是非常強烈而鮮明，現在回來又激起好多的回憶和情緒。我說我知道自己非常幸運，能接受這麼棒的照顧和治療，有些女性的產後精神病症持續很長一段時間，住院時間比我長多了。

「**妳知道嗎，其實妳能恢復得這麼快，都是因為妳那些了不起的家人**。他們隨時都在這，還把妳的房間弄得超級舒服溫馨。不是所有人的家人都跟妳的一樣，有些人就是沒有這種支持。」迪士尼護理師嘆氣。

幾個病人經過護理站，我總覺得自己跟他們有些共鳴。他們看起來並沒有受驚嚇、瘋狂，或甚至我印象中我們那種被灌了大量鎮靜劑的樣子。他們就跟你看過的健康普通人一樣，由此可知精神病有多麼隱形難辨。

我把傑特放在地毯上，他穿著他的可頌褲褲爬來爬去、咯咯笑著，露出他那口荒謬的河馬牙逗笑大家。上次他來這裡時才一週大。

我想保護這座醫院和裡頭的人，這裡給我一種奇怪的安全感。

我問她為什麼我被分到第二組。她說沒什麼特別用意，院裡有好幾組，我就是剛好被分到那組而已。我問起治療師的事，他們是不是都有給每個人建檔，記錄我們在課上說的話。

她說沒有，他們只有在出現特別值得擔心的事情時才會回報。

很好笑，當初我被困在自己的精神病症裡時，這些雞毛蒜皮小事感覺都像了不得的大事，讓我懷疑東懷疑西。可見住院期間的我有多愛猜忌、警覺心高得不得了。現在恐懼終於散去，讓我度過創傷。

傑特沿著走廊爬進某個人的房間。喔天哪！我想到如果是一年前的我會有多緊張，你能想像在精神病期間，有個寶寶爬進你的房間嗎？雨果追過去。

「你在他這麼小的時候經歷這些，好處是他完全不會記得。」迪士尼護理師安慰我。

「對，但我一定會好好提醒他！」我開玩笑說。「每年母親節都要！」

我們笑出來。我們走去看餐廳和治療室。走向電梯途中經過我以前的房間，我看到上鎖的「ECT電療」房門，上頭掛著「使用中」，雨果和我都聽到了——那種讓人腦袋空白、毛骨悚然的鑽頭聲。差點忘記問我在那間房裡看到的事。

「這邊就是做電療的地方嗎？」我問。

「對，」但她解釋那並不是ECT或「電休克療法」。他們用的是一種叫做「重複經顱磁刺激」（rTMS）的療程，效果差不多。她說那就是一張椅子，上面有盞燈。

「看起來像牙醫診所的椅子。」我說。經過門外時，那種鑽頭聲音又傳出來。

「難怪妳怕成那樣！」雨果說。「誰都會被這個嚇死，而且就發生在妳的臥室隔壁。」

我看到有群人在雨中抽菸。治療室裡充滿參加團體治療課的病患，我曾經坐在那裡，過得完全不像自己。我想起自己老是在走廊上來回踱步，想著我已經了解一切，接著又馬上推翻，像沙灘上的沙堡被海水沖刷弭平一樣。

回憶是如此清晰有力，感覺好像昨天自己還在這裡。很高興知道世界上有這樣一個地方，精神疾病在這裡備受重視，但也被當作一件稀鬆平常的事。這裡的人理解他們。我也很安心，知道要是再發生一次，他們會在這裡等著我。我非常感謝在這裡照顧我的各位護理師和治療師，甚至差點就要對這段經歷心存感激了。但今天簽退離開、和大家道別時，我也超級開心。

64 我拚了命想出院，是為了拚命回到孩子身邊

最後參加的幾次團體治療課中，有一次我永遠忘不了，那天，有個很年輕的女孩說她隔天早上要做電療，她要出院去做。那是她好幾個月來第一次出院。我為她感到緊張，對外面

的世界緊張。奇怪的保護欲。

她那時過得好痛苦，我坐在對面都能感覺到她的負能量。她的情緒只有一個詞能形容，就是不安。她有一頭黑色長捲髮，膚色蒼白透明，看起來就像一尊搪瓷娃娃。我還記得她花了多長時間才有辦法開口說話，連說完一個句子都很困難。她腦中那個聲音之大聲，幾乎連我都能聽到。她雙手掐著頭，彷彿頭顱要炸開了一樣。我感應到治療師的震驚，但同時又要保持冷靜。

那是我這輩子數一數二難熬的一刻。心理健康與疾病為什麼還沒被認真當作生理健康的一環呢？都是健康啊。這位年輕女孩狀態真的很差，連好好說話都有困難，她要怎麼找工作？上大學？交朋友？沒有任何瑜珈、著色簿、靜觀練習（mindfulness）或正念思考能把她治好。**就像我自己的病一樣，那不是什麼你可以「拋下」的東西，就像人沒辦法輕輕鬆鬆就「拋下」癌症一樣。**

那也成為我療程中的一大轉捩點。那時的我開始思考，我一定得出去，我在外面有自己的人生。我在我的筆記本裡用超大字體寫下：「我唯一想看到的人就是傑特。」那是第一次我真心這麼想。

住院第二週尾聲，我和P醫師約診，他說我明天早上就能回家過週末，禮拜天晚上再回病院，如果一切順利，我隔天就能出院。但有個條件：我不能單獨和傑特相處。

「我知道這很難接受，」他說，「但我希望妳至少一週內別和傑特單獨相處。」

我說我理解。P醫師問我有沒有什麼黑暗想法，於是我跟他提到假性懷孕的煩惱。他問我有沒有可能真的又懷孕時，我嚇壞了，當然不可能啊。

「所以妳知道自己並沒有懷孕，不是嗎？」他說。

「喔，對，當然。」我馬上回答。「當然沒有。」

「好，那我們就看著辦。妳可以離開這裡，但恐怕接下來一年間還是得回來找我看診。」

他說，然後和我握手道別。

那天稍晚，凱薩琳邀請我到她房間，幫我按摩背部。其實她按得很好，她一邊按著我緊繃的肩膀，一邊告訴我她的人生故事。一位住院醫師走進來，打斷我們。

「凱薩琳，我跟妳的精神科醫師談過了，針對妳的處方有些事要跟妳說。」他說。

「請說，沒有什麼是不能在蘿拉面前說的。」她不太高興地說。

醫生用他那嚴肅冰冷的語調告訴凱薩琳，她近期內無法停藥。凱薩琳聽了很氣，開始手刀敲擊我的背。

「不！不！不！」她大吼，怒氣越來越重，最後根本是在打我，使出浩克式的重拳，攻擊得我喘不過氣來。奇怪的是，醫生並沒有提到任何跟「按摩」有關的事，彷彿覺得這個行為再正常不過。而且，其實我偷偷慶幸按摩沒有中斷，因為能感覺到某個並非自己的恐懼真是太棒了。某種不是起於我、只存在我腦袋裡的痛苦。某種真實、且不會因為藥物而模糊麻木的感覺。感覺像是凱薩琳在我體內灌入活下來的欲望一樣。我好想好想活著。

週末回家一切順利平靜。保母回家陪家人，所以只剩我們自己。我對那兩天不太有印象，這大概是好事吧。不過我能感覺到那種在家時要假裝開心和專注的感覺，包裹著羞愧、罪惡感和自責，拚了命地想找到方法讓自己和傑特共處，努力想追上進度、回到正軌。我試著想了解他，試著愛他，感覺好像是在領養寶寶，努力想建立感情、讓一切順利那樣；感覺像有人硬要幫我們配對，但我倆就是沒有火花。

我確實記得雨果打開大門時，撲鼻而來的那股新生兒味道，以及我在「築巢期」時買的那個愚蠢擴香竹棒，那味道老是讓我反胃。我現在知道自己有意願回家、待在家裡。

有種狀態稱為「危急超能」（hysterical strength）。最常見的例子是女性在車子要輾過她的寶寶時，能一舉把車抬起來。在任何正常情境下，女性絕不可能舉得起一輛車，但在某些極度危急、恐懼或命在旦夕的時刻，人類能使出近乎超人的能力，變得無敵強大。**在某些情況下，精神病也能引發類似的狀態，把你變成機器，免去睡眠或進食的需要，或甚至不會感覺到生理疼痛。可能是腎上腺素大量分泌的結果。**

我真心相信當時的我，是進入了某種精神危急超能的狀態，不確定那是不是類似大腦超能力之類的，但我是使盡意念把自己拖出醫院，只為了回家、回到兒子身邊。

65 等不及擺脫，卻又害怕離開

經過這個「成功」的週末後，週一我就出院了。那時是三月，早上下雪，媽來載我，我有超多東西要搬回家。朋友寄來的信件照片和禮物、書、我的毯子、小夜燈。我等不及要擺脫那間房間，但同時也對於要離開非常害怕。

回家路上，媽帶我到雜貨店去，我買了一盆玫瑰要給保母，也幫雨果買了一點蜂蜜堅果。刷卡時的感覺很奇妙。

「可以嗎?」媽問。

我點頭。我要回家了!

66 重新適應與孩子獨處

我很想說回到家後,一切都好轉了,鏘鏘!全劇終!但其實並沒有。那時根本是迫降。我努力想保持正向,而且我「理當」已經好多了,但並沒有。

第一個禮拜,我從來沒單獨跟傑特相處過,而那是非常難熬的過渡時期。保母來幫忙讓我們放輕鬆、好好適應,但家裡氣氛還是非常緊張。我了解這樣安排對大家都好,但在我們手足無措忙著尷尬接手的時刻,這完全無助於讓大家舒坦自在一點。

我想為家人和保母說句公道話,他們一直做得很合宜,並沒有誰一直監視我,但我知道每次他們把傑特交給我時,都是在讓我們兩個人「冒險」。我老是覺得很不舒服,一下緊張自己會不會把傑特弄哭,一下又怕要是太安靜,會不會讓他們以為發生什麼可怕的事、心生恐慌衝過來。我的腦袋常常閃過各種災難念頭:要是我把他丟出窗外怎麼辦?把他掐死呢?

或把他勒死？溺死？我會才剛幫他放好浴缸水，又馬上把塞子拔掉。我確定自己有這些負面的侵入式想法，肯定表示我還沒好，接著幾乎馬上陷入憂鬱的無底深淵。

這可不是「我剛看完一部獸醫紀錄片，現在有點憂鬱」的那種憂鬱，而是深沉、嚴重、符合臨床定義的憂鬱，一種虛脫的空無感、致死的恐懼，而且四周到處都是寶寶用具，給寶寶助眠的白噪音、詭異的搖籃曲、白色包屁衣，我的家現在讓我充滿恐懼。

精神疾病常常跟「軟弱」連結在一起，但正好相反——我每天都像在腦內舉重，那是活生生的地獄。我度日如年、舉步維艱地熬過每一刻（照顧過新生兒的人就知道，照顧他們本來就很像在糖漿池裡跋涉一樣困難），一邊祈禱一切能好轉。我覺得自己像被單獨困在鬼屋裡，沒人了解我在經歷什麼。我渾身不舒服、毫無自尊、自信盡失。

朋友和家人幫我打氣：「一切都結束了，就讓它過去吧。」

開心變成一種極大的壓力，因為我回家了，我已經好些了，我有個可愛的寶寶。我有責任照顧一個體重過輕的兩個月大寶寶，而我覺得自己完全不配愛他。

67 為我寫下所有紀錄的醫師

P醫師在哈利街上的辦公室氣派豪華，有著大大的古董木門和閃亮的大理石地板，寬大的階梯沿著入口角落迴旋而上，細直黑傘整齊放在傘架上——大概就像那樣。

每次門診，P醫生總是身穿粉紅襯衫、配條紋吊帶，站在樓梯頂，準備好來個溫暖的握手禮。他總是很高興看到我、但又謹慎行事，感覺像是想要摸透我。他的辦公室就是你想像中那種老派律師會有的辦公室：美麗沉穩的壁爐架下，明亮的黃色柴火燃燒跳動。藝術品（是的，甚至還有自畫像）、穩當的深色木頭桌，看起來超適合拿來鋪滿地圖，規劃戰艦攻擊路線，或寫作犯罪小說。他用高級鋼筆書寫，字跡有如跳動的音符。

他會和雨果閒話家常，態度總是很溫暖、有趣、禮貌、善解人意，總是關心雨果近來如何、也問候傑特，但我知道他真正想聽的，還是與我有關的事：檢視我、尋找「那個」的徵兆。我看著他點頭、做筆記。P醫師，你寫了什麼東西呢？

接著，他會用你這輩子看過最傳統的那種口述記錄機，記下他的診斷預後紀錄，像記者那樣。這紀錄要傳到哪去？給他的助理打成逐字稿嗎？

他會一邊對著他那支像磚頭一樣大的對講機說話、一邊直直看進我的眼睛裡，彷彿想確認這正是我們對當前情況的一致感受，看我對他的評論有什麼反應，但我也喜歡把這解讀成善意的表示，讓人安心、感動，像是在說，「一切都會沒事的。我就在這裡跟妳一起，妳不需要自己面對這些。」

每次離開P醫師的辦公室，我都覺得好一點，好像我的病被合理化一些，而不是我自己在腦袋裡胡亂發明的東西。他的手寫處方箋躺在我的口袋裡，讓我感到安全。他是那種你能想像為你丈量人生第一套正式西裝尺寸、為你出庭辯護、幫你寫支票，或搞不好賣支魔杖給你的那種人。

68 我想當個很累的、「真正的」媽媽

我很快就發現，如果我不照顧傑特，就會感覺更差。我想要面對髒尿布、想要寶寶吐奶卡在我的頭髮上。**我想當那個抱怨自己有多累的人，因為對我來說，「真正的」媽媽就是這樣**。我沒有那些可以抱怨的正常事：生產過程不正常；也無法好好親餵。我甚至根本不在他

身邊。我是殭屍媽媽。

我實在好想當傑特的媽媽，可是又覺得自己不夠格。我一直反覆對雨果說：「他不知道我是他媽媽！」「他知道我是他媽媽嗎？」而他會安撫我。「他當然知道。」

傑特被傳來傳去，像隻被人丟棄、無家可歸的小貓咪，等著好心人帶他回家。但有時我只想要他消失，我偷偷搜尋托嬰所和保母，想知道寶寶多早能送全日托嬰？我是不是已經讓他畏懼人生了？是不是埋下了他叛逆期的種子？

對於我的依賴，雨果寬容得不可思議。他主導方向，但從來不霸道專橫。他讓我在傑特哭的時候去哄他。所有的抱抱，他都讓我來，但我內心明白傑特覺得雨果才是家長。他的眼神總是跟著雨果身影打轉。我也想要他那樣看我。他想要雨果抱他、幫他拍拍、幫他換尿布。

不過現在，我覺得雨果和傑特擁有那段特殊時光建立情感連結，是很酷的事。**很多爸爸都覺得在嬰兒出生前幾個月裡，他們沒有這種機會。許多新手爸爸在這段期間都覺得自己很多餘，但因為我的關係，他們兩個卻是如膠似漆。**所以這點真的很棒。我真的很感激傑特能擁有雨果，不是每個家庭都是這個樣子。

我們決定，該是時候讓生活回歸正常、讓保母離開了。至少，這樣能把傑特的房間拿回來，讓家裡再次感覺是屬於我們自己的地方。

白天時身體發疼。我假裝自己沒事，但我會跑到房間角落默默哭泣，或摀著毯子怒吼、啃自己指甲，像個瘋狂食人魔一樣咬掉指尖附近的肉，直到流血為止。咬嘴唇。因為吃藥害我瘋狂增重，我的衣服全部穿不下，難道把一年中最精華的時間拿來餵養一個人類長大，這樣的身體狀況還不夠複雜嗎？我還是不敢看身上那些疤痕，也還在漏奶（顯然是為了餵假想寶寶吃奶）。我不想要傑特或雨果看我。

繞公園散步時，我想把自己丟進泰晤士河裡，還考慮撞車。有一次，雨果和我帶傑特開車出門兜風，我看著窗外，心裡盤算著要像特技女超人一樣滾出副駕駛座門外、拔腿跑走，但又知道自己絕對做不到。接著視線一轉，看到眼淚順著雨果臉頰默默流下。他感覺好像都知道。

晚上，我吃下抗精神病藥物和兩顆宜眠安錠，但拒絕讓雨果負責餵夜奶，因為我實在太想要跟上進度、盡我該負的責任。在狀態最好的時候，要半夜爬下床走向大哭的嬰兒就已經很困難了，吃下高劑量的抗精神病藥物和兩顆強效安眠藥後，我根本跟喪屍沒兩樣了。我跌坐進椅子裡，睡睡醒醒又悲慘地幫寶寶瓶餵。

早上，雨果讓我繼續睡，藥效真的很強，醒來像宿醉一樣，只覺得更萎靡、遲緩、疲倦、沉重、沒用、筋疲力盡又煩躁。很久以前，我總是第一個起床、活力滿點，邊跟著廣播哼歌邊煮蛋，現在的我卻非常抗拒把自己拖進客廳，看著雨果和傑特收看晨間電視節目。

我相信雨果幫我們規劃的一切——懷特島度假一週、逛邱園（Kew Gardens）、上餐廳吃飯，都是因為他為我感到抱歉、基於良心覺得自己該這麼做。就像孫子得帶阿公去海邊散步，把他「拖出門走走」。只要雨果提議去哪，我就乖乖硬拖著自己和那悲慘的身軀跟著去，但那些憂鬱思緒一直都跟著我，就像鞋子裡的小石頭一樣，就像隻「黑狗」[8]。

所有大小事都能嚇著我：那隻陰森的泰迪熊；傑特的彩色怪獸褲襪；湯匙掉到地上發出的脆響；雨果出門開會留下我一個人；自己去超市。我走不出我家郵遞區號範圍之外，沒辦法搭大眾交通工具，甚至沒去過我媽家。每次聽到生產有關的故事一定崩潰、看到精神疾病相關紀錄片必定背脊發涼。在公園看到推嬰兒車的媽媽，讓我想躲到樹叢裡嘔吐。特定字詞變成地雷，彷彿只要聽到，一天就毀了。我會呆呆看著電視裡的每個人想著，他們有任何精神問題嗎？都睡得好嗎？會看到什麼都覺得恐怖嗎？還是只有我會這樣？一聽到隨便一個地方、隨便一個人（大多是女性）出現大腦認知問題的故事，我就天旋地轉，生理上也感到焦慮。

對於朋友，我嚴重焦慮不安，既多疑又冷淡，害羞又彆扭，悶悶不樂，防衛心重。我覺得所有想說的話都愚蠢又沒意義。我的聲音變小，肢體語言也變少了。我覺得羞愧，覺得別人都在評論我，好像我被放在顯微鏡下，每個人都在臆測我的病到底好了沒有。

我在某個時間點經歷了人格解體，是解離的一種（其實我那時連解離是什麼也不知道，是P醫師跟我說的）。**解離基本上就是你覺得你不在自己的身體裡，像是身處夢境一般**，像是你和自己的身體失聯、脫離了。這是蠻恐怖的事情，容易在創傷後發生。現在的我了解，**這些恐怖的症狀，都是身體對於恐懼的反應，是一種自我保護的方式**。

每個人跟傑特都比我跟傑特處得來。大家從我手上接過他後，輪流傳來傳去，帶他跑來跑去、幫他換尿布、換衣服、親他逗他抱他餵他、哄他入睡，而我只是呆坐在那裡想著：「嘿，等等，那是我的寶寶！請別碰我寶寶！」但我一句話也說不出來。

---

8 長年受憂鬱症所苦的英國前首相邱吉爾，曾說自己心中總是住著「一隻黑狗」，從此黑狗成為精神病的常用譬喻。世界衛生組織曾做過一支短片介紹憂鬱症，題名就是「我有一隻黑狗，他的名字叫憂鬱」（I have a black dog, His name was depression）。

69

太多了，當時我所經歷的一切

心理治療師是淡金髮美女，牙齒超白，眼睛閃亮。旁邊有爐火，空氣中飄著蠟燭與高級天鵝絨沙發的味道。一隻小白狗抬頭看著我，真想跟那隻狗狗交換人生。治療師坐在我對面，她問我感覺怎麼樣，我就崩潰了。

這是我第一次感覺到，我已經將近一年沒有被護理師戳、監視、環掃一下、抽血、監測血壓、拿棉花棒擦拭、探頭游移、測量重量、手指伸入我體內、相機湊到我頭頂上、掃描、有個寶寶縮在我體內踢我肋骨、擠壓我的器官、讓我動作緩慢、害我發癢、讓我睡不著、害我便祕。沒有把私處暴露在大家面前、對著紙杯尿尿、被手動破羊水、被十英寸長的針頭插入脊髓然後被開腸剖肚、被折來折去、流血、被餵食、吃個不停、管子插進鼻孔裡、對著袋子尿尿、抓癢抓到流血、醫生、護理師、助產士、手術醫師、訪客、其他媽媽、其他寶寶尖叫、傑特吸著我的胸部、助產士擠捏我的胸部、每天早上打針、哭、雨果在我身邊、看過一位又一位的全科醫師、防自殺戒備看護、有人跟我一起睡覺、幫我洗澡、上廁所時有人跟在旁邊、有人住在我們家和我們共享浴室、開我們的電視、精神病房、護理師一個接著一個每十五分鐘來看我一次（包括睡覺）、訪客、團體治療課、精神科醫生、病患，以及家，也就是一切的起點——傑特、雨果、保母、家人、健康訪視員，實在太多了。

然後現在有個人坐在我對面問我，「妳感覺怎麼樣？」

而且她不會回報、做紀錄、更改我的處方，或把事情告訴我媽、妹妹或雨果。這些不會被錄下來、或用來對付我，我能安心說我想說的。

70 從挑戰失眠，到挑戰酒精

一週又一週過去。晚上，我把我的勇敢面具撕掉，隔天又再次黏回去。雨果非常有耐心，也很支持我。他會摟著我、親我、告訴我他愛我。我完全不能理解他怎麼有辦法愛我、怎麼能夠喜歡我。我覺得自己毫不值得被愛。那太奢侈了，我已經虧欠太多。我哀悼我倆的關係，我再也無法體會那樣的快樂了。

我到最愛的古著店買些尺寸較大的衣服，但每到任何會讓我想起我的地方，卻又讓我十分難過。每次有人提到什麼傑特以後會怎樣（「等妳還沒意識到時他就會走路了」），那個聲音就會回嘴，「哈！到那時候妳早就不在了。」

那個聲音跟著我洗碗、燒水、曬衣服，說著：「他還沒長出第一顆牙齒之前妳就不在了，他上學前妳就不在了，妳看不到他長大。一切都是浪費時間。現在就了結一切吧，別再假裝自己好轉了！他恨妳，妳的親生兒子恨妳！」

不！我開始認為自己對宜眠安錠上癮，這樣我就得再吃更多安眠藥，等到五十歲時，每天晚上得吞下一整罐安眠藥、再狠狠打一針海洛因，才有辦法睡著。我決定要逐漸擺脫助眠藥。兩週內，我就成功戒掉宜眠安錠，只需要吃一點津普速就夠了。

也許我能想像自己慢慢好轉？我又再一次對睡眠執著得不得了。我腦袋裡的思緒迴路長這樣：如果我不睡，我就會發瘋，然後我就會回醫院或想不開，我一定、一定得睡。我曾經對隨時隨地能睡覺的能力引以為傲，我以前還能在格拉斯頓伯里音樂節時，邊站著聽音樂，邊在身旁朋友的肩膀上睡著。

那個惱人的負面聲音每天煩我，我每做一件事它就要打斷我，從背後戳我，低聲說，「嘿，要是妳今天晚上睡不著怎麼辦？」我越是去想，就越感焦慮。為什麼我就不能停止去想睡覺的事呢？真的要瘋了。

不管多少人來跟我說他們也睡不好，我都聽不進去。我相信自己所有的病都是失眠害的，這也變成我覺得自己情況又惡化了的線索。我的大腦得從那些無眠的夜晚摧殘中修復。如果我睡得著就沒事，如果睡不著，就準備出發去瘋人鎮囉。這造成了蠻大的壓力。當然，擔心睡不著本身就會讓你睡不著，時間再一次邁開步伐追著我跑。

接著是我的「魔術性思考」（magical thinking）。我開始出現迷信想法：如果我用這個杯子喝水，今晚就能睡好。如果我今晚幫傑特穿那件包腳衣，晚上就能好好睡了。如果我睡前念《野獸國》（*Where the Wild Things Are*）給他聽，我就不會再生病了。如果我今天穿這件洋裝，就不會再生病了。這些想法不斷累積，搞得我覺得自己好像在上什麼無聊的闖關節目一樣。

記得小時候，我會「挑戰」自己。一開始是愚蠢小事，「如果馬桶沖完水前我還沒下樓梯，就會被怪獸吃掉」，或是「如果廣播裡的這首歌進合唱前我還不把這杯水喝掉，明天就會死掉」。不知不覺中，我開始會在人行道上加快腳步，想在車子超越我前搶先超越他們，踏上排水溝，閃過路上某些地方，跳過下水道孔，越過人行道上某些縫隙。如果不這麼做，我就會考不好，弟弟就會被人謀殺，我的貓就會死掉。我會不斷地挑戰自己，直到事情發展對我有利為止。這樣就沒人會死，沒人會考不好，不會有怪獸把誰吃掉。

我不記得後來這個壞習慣是怎麼擺脫的。但就是沒了，大概就是那種長大了就不會再做的事吧。我沒發現這其實就是一種焦慮表現，有可能發展成強迫症的那種，而現在它又回來了：有些衣服不可以給傑特穿；我得在水燒開前把所有奶瓶洗完；要跟著每首歌的節奏把衣服晾在曬衣繩上。手邊還在進行第一個挑戰，後面已經排好下一個。累死我了。

還有另一件事：我開始酗酒。那是一種自我藥療行為。為了緩和震驚，為了驅趕怪異感覺，為了重新點燃我和雨果間失去的什麼，為了讓自己輕鬆和無憂無慮，以及為了鎮定我的焦慮情緒。我覺得自己需要一些回饋，一些把寶寶放到床上後的自我獎勵，象徵自己又成功征服了一天。但除此之外，我服用酒精也是為了幫助睡眠，因為晚上腦袋會不斷翻轉奔騰，想把一切都搞清楚。好想把腦袋裡的雜音通通關掉。

早上醒來只覺得陰沉、緩慢又萎靡，再加上酒精退去，更讓我感到記憶空白，搞不清楚哪些是真實、哪些是夢，更多想不起來的空白，更多的譫妄、暈眩與困惑。

有次門診時，我跟P醫師說覺得自己喝太多了。他看著我的擔心表情，遠比之前討論我的所有處方、甚至比精神病發期間我描述自己那些亂七八糟想法時還嚴重。

「妳為什麼要喝酒？」他問。

我說，「為了睡覺。」

P醫師說所以我才得吃宜眠安錠，但我說我怕自己吃上癮或依賴其他安眠藥。

「我寧願妳對安眠藥上癮，也不要妳對酒精上癮。酒精比任何其他東西都更讓我擔心。」他這麼回應。酒精沒有幫助，酒精只會搧風點火。當超愛喝酒的我媽對我說：「孩子，這很不像妳」的時候，我就停了。

71 也許復原需要花上一輩子

復原過程對於媽媽和所有參與其中的家人來說，都頗為漫長艱困。我花了很長一段時間，回頭梳理和解釋我自己的病。夜半躺在床上翻來覆去，嘗試著想「把一切搞清楚」。思緒困惑又雜亂無章。我會想出一套理論，講給黛西和雨果聽，然後被他們推翻。我意識到自己在生病期間的行為不見得總能和腦袋裡的情況相連。我掩埋自己的足跡、隱藏我的疑心，對於自己的感受，我對不同人說的版本都不一樣，接著又被自己給搞混。這背後沒有任何真實無誤的真相，以至於一切又更難處理。

我每週去找一次心理治療師，跟P醫師則是每個月約一次，他開始漸漸讓我戒掉抗精神藥物津普速。每次劑量減少，我都能感覺到益處。我變得比較有精神、比較輕盈，衣服也漸漸穿得下了。隨著傑特長大、開始對人有防備時，我們也建立起感情連結。我開始適應家裡的生活。

到了夏天，傑特五個月大了，我吃下最後一次津普速。我最好的朋友、雨果和我一起出門大吃，還買繞了一圈厚厚棉花糖那種超有事的冰淇淋來吃。

我決定辦一場盛大的「斷藥脫瘋」派對，來慶祝我從「精神病」安全歸來，好像那是個我在空檔年間拜訪的某個國度似的。我恢復啦！

但我有告訴朋友，我在填P醫師的表格時撒了謊，說自己並沒有「負面」想法，其實是有的。我還是能感覺到假想寶寶在「踢」我，還是有輕生念頭。我再次擺出那張值得信賴又勇敢的招牌表情，然後事情就發生了——失眠。這可把我的自信夷為平地。我想著，喔天哪，又來了。我又要生病了！

沒事的，吃顆宜眠安錠，就會睡著了。我躺在那裡等著睡意來襲，但沒有，而且躺越久就越緊張，越沒機會睡著。雨果和傑特的呼吸聲、自己的心跳聲，全搞得我心煩意亂。我開始聆聽外面世界的聲音，想著這時間還會有誰醒著。關門聲、車聲、鄰居腳步聲、馬桶沖水聲、電視聲或洗衣機聲，直到所有事情都停下來，剩下一片靜默。全宇宙的人都睡了，剩我還沒。兩點，三點……

我不能再次生病。大家幫我這麼多，能不能好轉就看我自己了。我會讓所有人失望，我不能生病。恢復期間都休息這麼多了！拜託，快睡著，快睡著……四點了。我又吃了一顆宜眠安錠（這是最高劑量了），然後睡著。

隔天醒來，覺得自己很失敗。緊張、一直分心、無法專心照顧傑特、疑神疑鬼、非常焦慮、煩躁又高度戒備，再加上吃過極強效鎮定劑後的那種宿醉感。

失眠的一晚變成了三晚。我根本無法不去計算。宜眠安錠的神奇效果不見了，我就躺在那邊翻來覆去，腦中千頭萬緒、萬馬奔騰。我從床上跑到沙發上，沙發上跑回床上，跑去地上，回床頭上腳下換邊躺。額頭抽動、下顎緊咬、口渴、每五分鐘就得去尿尿、兩腿陣痛、太熱、太冷、給枕頭翻面、起身喝水或喝牛奶、再尿一次，我視線避開時鐘，心知肚明不久後又得起床照顧那個需要我所有注意力的小寶寶。

我又要瘋了，受不了了，我沒辦法好好活著，我太害怕接下來又要發生什麼事了。於是，我又被開了抗精神病藥物。我很難過，回家時，我們垂頭喪氣。我腦中想著，雨果不想要我再煩他了，他態度冷淡。我覺得自己讓他失望，好像一切都是我的錯。

病情復發。**原來復原不一定是直線前進，也許復原會花上一輩子。**

72 排山倒海的迴響

二〇一八年八月，我鼓起勇氣，在克蕾米・泰爾佛（Clemmie Telford）的部落格《*Mother of All Lists*》分享我的經歷。我就這樣，在手機上寫文，我想誠實寫下這種恐怖的病，我想終止沉默，公開這一切。

一夜之間，部落格在網路上瘋傳，隔天早上我收到成千上萬的媒體採訪邀約、訊息和電話，來自好友、老友、學校朋友、爸媽朋友、鄰居、老師和陌生人的回應，排山倒海而來。

大家的反應讓我有點難以招架，馬上後悔貼文。這些回應太多了。我放下戒心，結果現在大家都知道我生病了。大家會拿這個來對付我。我感到脆弱、害怕。我永遠無法好起來了。我默不作聲，一個朋友也沒見，離社群媒體遠遠的。

實在很諷刺。多年來，我一直希望自己的作品能帶來影響，結果這下終於實現了，我卻連家門都不敢踏出。

最後我好轉了，藥物和時間（當然還有寶寶）幫助我恢復，但並不是躺下來等藥效發揮這麼簡單而已，還得做些其他事。支持、療程和談話很重要，但就如同我的治療師說的，「妳做得到的，但得使盡全力才行。」

而我的確有做到。如果我把復原的努力拿來用在任何其他事情上，想當什麼都絕對不是問題。運動員、首相，什麼都行。為了讓自己好起來，我什麼都試過（以下做的每件事，雨果都有參與，而且全心全意支持我）：

愚蠢荒謬的排毒果汁挨餓減肥餐，搞得我超級焦慮、頭昏腦脹，甚至變得更累。

針灸，蠻怪的，因為我穿洋裝，而針灸師想把針插進我的大腿根部和胃部，我才剛剖腹過，這樣只讓我覺得加倍暴露、被人戳弄刺探，完全無法放鬆，根本適得其反。

買慢跑嬰兒車（後來丟在儲藏室裡，好幾個月都沒碰過）。

買了新的跑鞋、運動內衣，還有慢跑帽。

抽菸——好啦，大概六根，這對我來說很多了。

電子菸？真的沒在開玩笑。朋友幫我弄了一支彩虹色的來抽，是棉花糖口味的。

請家人吃一頓超詭異的「感恩」早餐，還訂在早上一個很蠢的時間。

某種奇怪的黃芩藥酒之類的東西。

暈車藥。

拳擊。

一千片拼圖。

某種看著能催眠的有色燈（超恐怖，而且根本沒效）。

買了 PlayStation——是怎樣，有事嗎？我的意思是，我可是個瀕臨崩潰的女人欸！

調息CD——P醫師送的。雨果跑遍南倫敦所有店面，只為了幫我找隨身聽來放那張CD。

冥想（喔天哪，不，別放我一個人面對我那些念頭）。

而且你知道嗎？所有過程中，唯一一件真的有好好幫助到我的事，就在眼前，從頭到尾一直都在。

書。

我不是在搞什麼惱人的晨間兒童教育節目，只不過我看了好多人的故事，看他們面對憂鬱、焦慮和精神病症，心理治療師和精神科醫師推薦的每一本書我都看了。**書是一種對話，一種安靜的陪伴，坦白說，我這就是為什麼我想寫這本書的原因。**

我特別感激自己讀了克萊兒．維克斯醫師（Dr. Claire Weekes）的《焦慮的自我療癒法》（暫譯，*Self Help for Your Nerves*），我貪心地一口氣把整本書看完，之後一整個禮拜睡覺時都把它墊在枕頭下。這本書裡最重要的一段，也變成我常複誦的口訣和手機解鎖畫面：

漂過緊張與恐懼
漂過不友善的建議
漂過就好，別抵抗
接納它，等待時間經過

現在家裡到處被我貼上便利貼，提醒自己要「漂過去」。早上起不來時，我就「漂」下床。不想出門時，就「漂」到大門前。推著嬰兒車「漂」過公園。不用認真，不用給自己太多期望然後又落空。按照我的步調，慢慢來。

我有好長一段時間不斷想著：「真不敢相信這種事竟然發生在我們頭上。」這讓我覺得苦澀、有點自怨自艾，對我們真心感到抱歉。我覺得我們並不「值得」這種遭遇。

我還記得自己跟治療師說，「我不太知道該拿這些想法怎麼辦。我不曉得哪樣比較健康，忽略它們？叫它們走開？還是跟著它們一起走？讓腦袋度過這些困擾的記憶或想法？」

她回答：「妳為什麼要拿它們怎麼樣呢？妳為什麼不按照維克斯醫師說的，漂過它們就好了？讓它們漂過妳身邊，它們會離開，然後越來越不常來找妳。」

結果真的有效。**經歷焦慮念頭並不一定要讓你感到焦慮。**我們都被教導在生病的時候，要「戰鬥」才能找到出路，從重病到小感冒，醫生和朋友總是說：「你得向它正面迎戰。」但**「戰鬥」在面對產後憂鬱症這類精神疾病時，並非正確做法。我們沒有必要「戰」任何東西。這個字本身就會引發緊張和焦慮，讓身體充滿腎上腺素、陷入戰鬥或逃跑反應中，而這恰好是我們應該要避免的。**

如果你不「迎戰」疾病，就是在鼓勵它發展，就是你放棄了，你就變成受害者。這種想法很讓人擔心（但我能理解，因為我也會這樣想）。但真相其實剛好相反：**你沒辦法改變不**

在你掌控範圍之內的事，但你能掌握自己該怎麼面對這些事件、以及你的疾病：保持鎮定與優雅，接納它。

73 能幫助妳的是這一切

我們沒人對遇上壞事免疫。宇宙裡沒有法律寫著：我或任何其他人不得受苦。我並沒有「理當值得」什麼東西，無論好壞。

省悟這件事真的大大幫助我克服創傷。對，那些事真的很可怕、很不舒服又難過，但就是發生了。這就是我人生的一部分，現在的我因此感到焦慮悲痛，但一想到自己差點因為這個病而喪命，這些真的只是微小代價。所以，我接納了它，也感激現在的自己已經好多了、也堅強很多。

時間能療癒一切。這很老套，但這是真的。如果你生病了，我知道你現在一定不這樣覺得，但保持耐心，放下它吧。讓血液好好在體內循環，相信自己的身體知道要怎麼自我修復。要學著都什麼不做。

事實上，如果你在受苦，真的能幫助你的就是你自己，以及家人、朋友、空氣、空間、食物、睡眠、太陽、水、溫暖、愛、時間。任何除了上述之外的，都是額外的紅利。

你生來就是要存活，你內建了面對和耐受的能力。你現在讀這本書就是在幫助自己，就算你今天一整天只做了這件事也一樣。做得很好。

套句澳洲傳奇歌手尼克・凱夫（Nick Cave）說的，「如果你想流血，就流吧！」流到你再也沒有什麼能付出。儘管去崩潰、跌倒、哭泣、失去、尖叫、奔跑、憤怒，做任何你為了感覺而必須去做的事，但絕對不要放棄。**絕對不要把放棄當作一種選項。**

在精神病房時，他們告訴我們：「離開地獄唯一的路，就是悲慘。」我記得自己想著，這是在說什麼鬼？最好有幫助啦！這聽了很不舒服，但這是真的。

這是一場痛苦的漫長遊戲，但你不會永遠這個樣子，你會再次開心起來。你會再次去愛。你會再次笑得人仰馬翻。你會再次緊握另一雙手。你會再次進入夢鄉。你會再次看電影看到哭。你會再次和朋友到啤酒花園，在溫暖陽光下喝一杯。你會去度假。你會享受四季。你會剪頭髮。你會去購物。你會和朋友見面。你會辦派對。你會去上班。你會接吻。你會有各種想法。你會跑步。你會到店裡買份三明治。你會好好填寫表格。你會上餐廳享受一頓。你會無來由感到快樂。你會覺得安全。你會去想除了自己的病和恐懼之外的其他事情。你會把你的人際關係與連結找回來。你會覺得自己像自己。

你就要做到了。我知道你不相信，但你的確快做到了。

復原後我害怕的事

沒有。

幹嘛要去擔心根本還沒發生的事呢？（天哪，這意思是說我最近變理性了嗎？看來是喔。）

我是頭母獅子。無所畏懼。

來座坡道讓我滾下。來個斜坡讓我滑下。來套戶外探險體驗。來隻怪獸讓我對戰。來些殭屍給我屠殺。來點鬼魂讓我驅魔。

我全都不怕。

後記

我是如此勇敢，為了寶寶經歷這一切

傑特一歲了。這是天下所有父母的里程碑，感覺挺神奇的。他們活得很好，你也是。

快到他的生日前，我感到焦慮，擔心這個日子會觸發什麼事件，擔心我會失常。這不僅是他的生日，也標誌著我把自己拋下的日子。我發現自己只要一看到電視上任何跟育兒或寶寶有關的事，就馬上開始哭，而且不是只有鼻酸而已，是那種深沉、動物性、喘不過氣來、鼻涕滴滴答答流成一道小河的嚎啕大哭。

而我是個很棒的媽媽。不，我是了不起的媽媽。我沒有失敗，一丁點也沒有，就像喜劇演員兼社運推手漢娜・蓋茲比（Hannah Gadsby）說的，「天下沒有比遭遇挫折後，成功重建自我的女性還強大的了。」**我已經向自己證明，我是個堅強勇敢的女人，一如我向來自我期許的那樣**。看看我為了我的寶寶經歷過了什麼。眼前和未來還有很多事要做，直到我滿頭白髮為止。但知道不會被自己結束人生的感覺真是太棒了！

真不敢相信自己正在寫這些，而且這樣做居然這麼有幫助。撰寫每個章節時，背後傳來的都是《玩具總動員》（*Toy Story*）電影配樂，還要一邊閃避尿尿、果汁和牛奶，傑特在我腿上爬來爬去，我一再被換尿布、哄睡打斷，腳趾上還沾著香蕉泥，而寫作讓我覺得越來越輕盈。快要寫到痛苦的部分時，我知道我可以隨時停下來，抓起傑特來抱一下。現在他一歲了，可能還甚至會回抱我，而不是像一坨薯泥、一包沙袋那樣只是癱坐在那裡。

隨著傑特長大，我也一起長大了。有個肥嘟嘟又好笑的可愛臉龐整天賊頭賊腦地偷看你，是值得的生活。他需要我，我也需要他。

流血停了。才剛停，月經就馬上來報到，整個像在問，「呦！親愛的，要不要再來一次啊？」

我幫自己預約了一堂按摩課，在按摩床上偷偷哭。真不敢相信我的身體竟然對我這麼忠實，一路走來經歷了這麼多。從懷孕到把傑特帶到這個世界，以及後來的一切，身體都沒有讓我失望。我從來沒有這麼深愛自己的身體。

有一陣子我很怕刀，但現在可以切洋蔥了。就跟大家一樣。

在公園走路時，我看到我第一個掛號看診的那位全科醫師。她在和朋友喝咖啡，我拍拍她肩膀說抱歉打斷她們。她臉色一變，睜大眼睛。

「我不確定妳還記不記得我，不過……」我說。

「記得妳？我根本忘不了妳，我永遠不會忘記那一天！最近好嗎？妳看起來超棒的！」她回答。

「還不錯。我只是想謝謝妳那時打電話來確認我的狀況，謝謝妳這麼專業盡責。」

另一天，我要幫傑特拿藥，決定要勇敢「漂」到之前我很害怕的那間藥局。我緊張地推開店門，所有回憶一湧而上。大茴香的塑膠味、噁心與恐懼灌進鼻腔裡。要是那個對人很有意見的女藥師也在該怎麼辦？但她不在，是另一位新臉孔女藥師。這位藥師人超好，而且毫無來由就幫我打折。

我們到巴黎度假，陽光普照。我們走過一個美麗的廣場，大家坐在各處喝小杯咖啡和葡萄酒。抵達美得誇張的旅館時，我們發現他們不知為何幫我們升等成套房。雨果、傑特和我在旅館床上跳上跳下。我們出門，到一間有著斑駁危牆、粉筆手寫菜單的完美在地餐廳吃飯。那天晚上，餐廳經理把傑特帶到廚房去見大廚，大廚捏捏他的臉頰，為他準備一碗馬鈴薯泥。我們吃得像國王一樣。

我把所有頭髮剪掉，其實已經想剪好一陣子了，但剛從精神病復原的時候，不會想做些太突然的事，以免大家覺得你又發瘋了。髮型師說，「妳非常勇敢，這個髮型跟妳的個性很搭。」

接著，我的母愛本能來了。傑特和我合作無間，我們彼此了解。我深深看著傑特，對他說，「對不起，我為這一切發生過的事道歉。**以前我沒辦法，但我現在可以誠實地說，我愛你。我真的、真的愛你。試著了解你就像開始認識一個陌生人那樣，我的進度很慢，對不起，但我現在做到了。**」

傑特第一次開口說的詞是媽媽。有天，他撞到頭，然後想找的人是我。現在基本上他對我完全死心塌地。

黛西懷孕了。所以我並沒有害她一輩子不想生小孩，而且雖然我不太可能再生一個，但我能給她的小孩一樣多的愛。我現在知道要怎麼支持妹妹走過一切了。就算是產後精神病，也沒在怕！

如果你現在正在讀這段文字，表示我有成功鼓起勇氣把書漂去給我的出版社。寫這本書其實是最棒的治療，讓這一切變成一個故事。

大家一直問雨果，「什麼時候回來上班？」都沒人問我！我跟雨果一樣認真工作，賺得跟他一樣多。事實上，就連我發病那段時間，我們兩個還是持續工作、賺錢養家！

爸爸有權利請產假，也應該請。這段時間也是屬於爸爸的時間，而且謝天謝地，現在已經不是五〇年代了，媽媽可以想要上班，可以有企圖心、想讓自己感覺良好、自主獨立。不想待在家裡也沒問題，好好去做對自己、對家人都好的事就對了。

我們的社會需要多多討論產後健康議題，針對這個主題給予更多支援。男人也會遇到憂鬱、產後與創傷後壓力的問題。生小孩能觸發很多問題。一個女人對醫生說覺得自己有產後憂鬱症，結果被回「就是普通的產後情緒障礙而已，給自己一點時間適應、等它過去就好了」是一回事，但你能想像如果一個男人對別人說「我覺得我可能有產後憂鬱症」，會得到什麼回應嗎？

我看過的書雨果都看了，每次看診他都陪我去，我需要怎麼樣、他就讓我怎麼樣。他讓我怪他、指控他、需要他，他看著我像隻飛蛾撲燈一樣，從每個角度向精神病進攻，再一次次扶我起來。他跟我一起在雨中跑步，陪我哭、陪我整晚不睡，丟掉所有會讓我想起生病的東西，一次又一次傾聽我說話。他讓我半夜哭著搖醒他。他給了我好多好多的時間、空間、愛與關懷。

有好長一段時間，每次他去跑步，我都會想，「喔，他可能再也不會回來了，他搞不好真的就跑了。要是他真的用這種方法離開我咧？」但他每次都會回家，而且從來沒懷疑過我。他超棒。

要是我們兩人情況對調，我真的不確定自己對雨果能不能像他對我這麼棒。以前的我對傑特來說是個威脅，但雨果從來沒讓我為此事難過。我和傑特相處的日子，雨果會信心滿滿地跟我們揮手說再見，他知道我們會安全無事地好好待在家裡。

在我校稿本書的時候，雨果剛從創傷症候群中復原，症狀是連續二十四小時陷入恐慌。他一直擔任我們之間看門狗的角色，從頭到尾保護我們度過這段發病期，現在我好多了，他也能休息了；但因為之前我們的遭遇，讓他的腦袋和身體還是處在過度分泌腎上腺素的狀態。突然間，換成我要照顧他。

雨果一邊吃傑特的洋芋片，一邊讀到這段，然後對我說，「記得跟大家說我現在已經好多了。」

不對，應該說，他現在再好不過了。他開始做音樂，還報名要跑倫敦馬拉松。我還記得他情況不好的時候曾經對我說，「要是我一輩子都這樣怎麼辦？」好像他沒看過我在家裡晃來晃去、問他同個問題一百萬次似的。別忘了，憂鬱／焦慮症狀會讓人以為，你以後一輩子都是這個樣子。

我的治療師給我一本手帳本，上面有十一個問題，我每天回答。第九個問題是：「目前情況下，你最珍視的願望是什麼？」我剛開始寫手帳時，每天的回答都是「我沒得憂鬱症」或「我希望自己沒生病」或「我希望這一切從沒發生」。

今天，我的願望是希望雨果、傑特和我都能健健康康、安全快樂。而我們現在就是這樣。換句話說，我最珍視的願望已經成真，而我能要求的，也沒有比這更多了。

如果妳需要幫助

關於產後疾病的二三事

很多人一聽到別人生完小孩後有狀況，反應都是：「這是妳第一胎嗎？」好像妳只是太無法適應這個全新角色，因為應付不來所以才失控。**產後疾病不是因為無法應付新生兒或新手育兒不順而起。**我就認識一些媽媽，是在第二胎、第三胎、甚至第五胎時出現孕產婦心理疾病。

產後疾病之所以被觸發，並不是因為新生兒到來後的真實生活不符合好萊塢式的浪漫想像，也不是因為忌妒社群媒體上那些「網紅」媽媽美照。沒錯，社群媒體是可能加重焦慮、壓力和自卑感，但人不會因為忌妒而罹患嚴重且罕見的心理疾病。

產後疾病的發作，並不是起於孕期壓力過大和忙碌。任何人都可能因為任何原因而罹患產後疾病。對，壓力是不好，但壓力變大何時對何人來說是好事了？

這不代表妳失敗。這不代表妳是個糟糕的媽媽。如果我們能互相聊聊、支持彼此，把這些奇怪的感覺視為常態，透過宣導活動幫助待產家庭做好準備，就能幫助大家解開對產後憂鬱的恐懼，揭開這團神祕的陰影，再也不需要因為汙名而感到害怕或羞恥。

我的全科醫生把我轉介給伊恩・瓊斯（Ian Jones）教授，他是卡地夫大學（University of Cardiff）的精神科醫師，專門研究雙極性病譜疾患（Bipolar Spectrum Disorder，又稱躁鬱症），他特別擅長其中與生產有關的情緒障礙。我很期待和他深入談談我的案例和情況。

關於產後精神病，目前我們所知甚少。這種嚴重、讓人衰弱的精神疾病有可能瞬間發作——在分娩時、剛生完或之後，隨時都可能發作，但目前不知道原因。許多女性先前完全沒有精神病史，卻莫名其妙就患了產後憂鬱症，不過曾經罹患過躁鬱症的女性確實有較高的風險。有些女性回顧人生，可能會發現以前在高壓下曾經「發作」或類似行為有跡可循，但其他很多人，包括我在內，卻不是這樣。

有些專家學者推論，特定因子，比如創傷性的分娩過程等，可能會提高個案罹患產後精神病的機率，但很多女性雖然生產過程極為痛苦，卻也沒因此對心理健康造成負面影響。相反地，有些女性生產過程很正常，卻還是得病。

專家推論另一個可能原因，是許多罹患產後精神病者，在分娩的當下或事後，得知她們的寶寶有些地方「不對勁」。但同樣地，有更多女性雖然遇過過類似經驗，但也沒得病。**懷孕或生產期間承受壓力，是另一個可能的常見潛在原因**，缺乏睡眠也是，但睡得太少並不會讓一個人得病，不然病患就滿街都是了。同樣地，許多女性表示缺乏睡眠或不想睡覺也是一種病徵。這種狀況沒有明確因果和絕對答案，就是一種神祕難解的病。

與瓊斯教授會談前，我思考自己是不是壓抑著某些來自童年、尚未處理的深層堆疊內在壓力。會不會我一直以來都處在崩潰邊緣？有沒有可能無論生不生，我都會發作？傑特的出生也許只是一個觸發事件？如果我經歷別的創傷經驗，比如喪親，會不會發作呢？要不是生產過程太煎熬，我還會得病嗎？有什麼我能做的預防措施呢？

我問瓊斯教授，「為什麼是我？」

他的回答是我聽過最棒的：「妳就是那天運氣比較差。」

把這一切寫下來，不僅幫助我釐清事件的先後順序，也讓我把這件事視為已發生過、而不是仍在發生中。我也了解到，我最該做的就是往前看，徹底停止分析自己為何崩潰，因為我永遠追究不出根本原因。

我跟我的心理治療師說，整起事件就像一場惡夢，她說這並不見得是這麼糟糕的事。也許我可以就這麼把它當一場惡夢就好？這蠻有幫助的，幫助很大。

另外還有一個焦慮來源：怕再度復發。就像用舌頭舔嘴巴裡的破洞確認會不會痛一樣，我試了一堆有害的排錯實驗，想確認自己絕對不會再次發瘋：我能聽到那個「聲音」嗎？如果用力仔細聽，會不會再聽見呢？如果想得夠用力，妄想會出現嗎？妳覺得自己是在幻想鬼魂，在召喚惡魔，在玩火。但不是的，妳是在消化它，妳正在復原。

我聽過有些女性對於自己得病太過羞恥，而決定搬家。很多女性得面對創傷性（有時甚至悲劇性）、讓人難以活下去的經驗。要承認自己曾傷害自己或寶寶，實在不容易。人很容易因此孤立自己、信心全毀，得花很長一段時間才能做回原本的那個自己，尤其同時還要適應新手媽媽的身分，真的很難。

我發現放下羞恥、罪惡和羞愧感非常有幫助。這些都是垃圾情緒，對我不好，對傑特當然也不好。

我也發現，敞開心胸好好去談論、解嘲、分享我的病史，也是非常有效的解藥。只要開啟對話就會發現，從各方面來說，妳並不孤單。大家愛妳，妳也不用尋求他人諒解，妳沒做錯任何事，妳對人生有了新的見解。

我後來意識到，大家在醫院說的都是真的，妳真的能好轉，也會好轉。事實是，如果去問任何一位新手媽媽生完小孩後心情如何，多數人都會說她們覺得很怪（無論是好是壞）。所以要診斷出有人的情況比這嚴重，真的很難。

如果去問老一輩的婆婆媽媽，很多人會說，「我們就是不會討論這個。」天哪，我們現在就在開始討論囉！

我產後第一次回家，那是個下雪的春天早晨，那時遇見鄰居，後來她傳訊息給我：「嗨！親愛的，我想我了解妳現在的遭遇。我還記得生完伊莉娜的時候，覺得自己好像有『創傷後壓力症候群』，缺乏睡眠、寶寶對人生帶來的影響衝擊、還有讓人措手不及的恐懼感，把我逼向恐怖的角落。我的建議是找人幫忙半夜餵奶，退一步，寶寶會受到很好的照顧、毫髮無傷的。然後如果需要吃藥，就吃！我那時抗拒不吃，結果受苦將近一年！如果我這是過度反應，請別介意。如果妳想過來聊聊，儘管傳訊息跟我說。很愛妳喔！茱特留。」

現在換我做一樣的事了。

如何面對憂鬱和焦慮

憂鬱

你覺得非常痛苦，但你已經麻木到無法好好感受痛楚了。你確定自己是個糟糕的人、毫無價值、壞透了、不值得愛，是個累贅。你甚至提不起力氣、也不在乎自己該下床、穿衣服、洗澡、換衣服、刷牙、洗頭髮或吃東西。你胃口盡失，而且反正不管吃什麼都沒有任何味道。食物在你身上根本是浪費。

你知道自己應該要「寫作」、「閱讀」、「和朋友見面」、「去約個會」、「跑步」、「做點瑜珈」、「買些新衣服」、「聽音樂」、「做烘焙」、「化妝」，做所有能讓你想起自己是誰的事，而做這些理當能讓你覺得好一點，但這些事恰恰會給你的精神狀態帶來反效果，因為你無法與腦袋連線。為你帶來快樂的那些事都失去魔力了，無法像以前那樣讓你覺得好一點，而這樣反而會讓你感覺更差。真是腹背受敵。

你知道自己應該要「幫助自己」，但現在世界上你最不想幫忙的人就是自己。你想要自己靜靜，但想到要獨自一人，又怕得半死。你把所有的「友情代幣」都花光，已經完全沒人可以拜託了。你確定每個人都在談論你的事，都對你厭倦。你只記得人生中的壞事，只記得所有離開你的人，而不記得有誰留下；記得自己做錯的大小事，做對的卻通通沒印象。

你一再把自己悲慘無望的人生，拿來和所有其他人的完美存在做比較，到最後你甚至願意付出任何代價，交換任何其他人的人生。你自私又自溺，心裡滿滿的憎惡，但接著又為這樣的感受而感到更差。

你坐在那裡，回想這輩子任何一次不舒服的時候，並想著自己與其忍受那次不舒服的十倍，也不想要像現在這樣。你確定地球歷史上從來沒有任何人有過這麼糟糕的感受，沒人懂你，也永遠不會有人懂你。

醫生可能有開藥給你，但你確定吃藥可能會讓你病得更重、讓你麻木、讓你遲鈍、讓你不再感覺到痛苦或快樂；摧毀你的創造力、你的機智；可能讓你看起來更虛弱；大家都會交頭接耳地說你在「吃藥」，因為吃藥就證明了你真的病得不輕。藥物會奪去你的光芒，你覺得一旦你開始吃藥，大家就會對你失去信心，覺得你無法做好自己的工作。你聽說吃藥可能引發變胖等副作用，於是決定不吃，以免吃了覺得更糟。於是你勉強前進，舉步維艱。

你抽離一切。手機響你就關靜音，到後來你乾脆都不回應了。你開始只想整天窩在床上，希望讓腦袋一片空白、進入熟睡，即使只有一下下也好。但你睡不著，你無法平靜下來。

憂鬱成了生理上實際的痛楚。你可憐的腦袋痛到讓你有時覺得，自己無法再忍受一秒鐘。你會真的被擊垮、癱瘓、失能、被綁在床上。你會痛。你開始酗酒或嗑藥，任何能讓痛苦消失一下下的都好。你可能會自殘或考慮自殺。你不會尋求協助。

其他討厭的病徵還有：妄想、起疑、疲勞、幻想、自尊低落、興趣缺缺、自我懷疑、憤怒、自憐、心煩、忌妒、負面思考、災難化思考、反芻記憶、失眠、狂亂、慢性疲勞、嚴重焦慮和陷入恐慌等等，這些只是部分舉例。

但，我跟你保證，就像所有事情一樣，憂鬱症也有弱點。憂鬱和焦慮症的所有伎倆，我全部中招。你可以好轉，雖然會花點時間，但吃藥能加快速度，它不可能永遠持續下去。沒有任何事能持續到永遠。我保證，會好起來的。你很堅強，你能忍受，你做得到的。看看自己就好，這不是已經開始了嗎？

焦慮

我現在還記得，小時候會隨便一天醒來，就決定今天要離開這世界。隔天要上學的禮拜天晚上，我會覺得是世界末日。我會很害怕坐在爸的車上經過倫敦的大小橋，怕橋斷掉摔進泰晤士河裡。我會怕家裡沒錢。我會半夜睡不著，驚恐想著要是我們被開罰單的話該怎麼付得起？家裡會垮掉的。黛西、海克特和我得被送去收容所。

收到生日禮物的時候，我的第一個念頭會是，「喔天哪，我好愛這禮物。要是被我弄丟怎麼辦？」非常荒謬。

也許是因為我的成長過程有一點點混亂，因為爸媽都是自雇者的關係吧，他們兩個沒有「正常」工作和穩定收入。我知道他們沒有退休金或備用計畫。我來擔心，這樣他們就不用擔心了。

憑良心說，其實他們兩個人的童年都有點焦慮，也都有著敬天畏神的焦慮雙親。焦慮、創傷的先天性遺傳，以及焦慮的真正關鍵因素在於我們的DNA和基因等，這些都還有很多值得討論的。不是任何人的錯。

跟很多小孩一樣，我也會下意識在學校升旗集會時咬指甲，數學課上咬指緣，而為了改掉這種壞習慣，我改做更祕密的舉動：咬嘴巴內側、嘴唇，搔腳底，或抓頭抓出結痂和瘡傷。我還會磨牙磨到得戴護齒套。最近對失眠嚴重焦慮時，則是狂抓關節抓到流血。我從來沒想過以上這些行為就是焦慮的表現。現在，我甚至覺得它們就是一種自殘行為。

自從發病後，為了撐過焦慮發作，我得把妖魔鬼怪、恐懼等等都趕出去。我得弄清楚它們都是化學作用、賀爾蒙、情緒和感受。我得把一切都當作科學，不給我的想像力機會搞鬼作祟。

我得學會和接受，擾人的並不是事件本身，而是我們怎麼看這些事件。我得學會認識我的焦慮。它們如何影響我、給我什麼感覺、什麼事會引發我焦慮，以及最重要的，我能如何處理它們。

如果你受焦慮所苦，這並不是你在「杞人憂天」，不代表你是個控制狂，或愛緊張、神經兮兮、害羞、怕生。這並不是弱點。就算是全世界最吵、最有自信、精力旺盛、勇敢且愛社交的人，也可能被焦慮搞得動彈不得、生活全毀。

任何事都有可能是焦慮症狀。焦慮發作時，可能會讓你覺得自己要死了、覺得心臟病發作，即使實際上你身體一切正常、心臟健康得很。但諷刺的是，焦慮確實能對身體心靈帶來劇烈影響。

你會很想自問，嚴重焦慮到底有什麼用？既不舒服又讓人無力。人活著就是要求生存，我們的直覺都是為了保護自己，焦慮基本上就是大腦的警示系統，讓身體對恐懼做出反應。遇到嚴重攻擊時，它會啟動我們的「戰鬥或逃跑」反應保護自己；它會把我們的身體關機，讓主要器官快速採取行動，有效避免受傷。

這就是為什麼人在受到驚嚇時，往往不知道自己已經受傷了，因為他們當下感覺不到痛苦。大腦幫他們阻隔了痛苦的感覺，好讓他們能趕快逃跑，晚點再來處理傷口。

你也許會發現，當你感受到焦慮症狀的同時，會覺得自己應該生病，或想大便。這其實要追溯到我們的爬蟲類祖先。蜥蜴遇到危險時，會把膀胱清空，讓自己越輕越好，才能逃得快。很聰明。不過如果是要上台報告工作，或只是想試著給親愛的自己買個三明治時，可能就不是太聰明了。

如何處理憂鬱和焦慮

我有認識的人會把自己的憂鬱或焦慮理解成一位朋友，甚至還幫它們取名。我覺得這個點子真的很不錯，能把你的負面感覺擬人化、減少恐懼，但因為我個人的恐懼來自腦中想法的人格化——聽到聲音、分裂人格、思覺失調和妄想，所以最好還是不要。我覺得這樣會賦予焦慮過多力量。

有些人則表示可以幫他們的「焦慮／憂鬱聲音」套用上自己喜歡的人的聲音，讓它不要聽起來像惡霸，醫院裡有個女生選了歐巴馬。如果這樣對你的想法有幫助，也很好（不過個人來說，同樣基於上述理由，我就是不想要歐巴馬或任何人在我的腦袋裡碎碎念）。

除非你了解你的焦慮，否則是無法面對它的。因為這對每個人來說都太私密、太個人了，不過我可以分享對我和我的腦袋有用的做法：認知行為療法（Cognitive Behavioural Therapy, CBT）和理性情緒行為療法（Rational Emotional Behavioural Therapy, REBT）。

認知行為療法是亞倫・貝克博士（Aaron Beck）所創造出來的一種哲學和思維。理性情緒行為療法則是亞伯・艾里斯博士（Albert Ellis）在五〇年代設計和改良而成——為了好轉，兩者我都試過。

這兩個療法都是以斯多葛主義哲學為基礎。排除不合理和不理性的可能性，專注在事情當下的原貌，是很實際的療法，任何情境都適用，而且用來對付焦慮特別有效。

你可以去試試療程，但我是透過聽Podcast和看書自學，最有幫助的是這兩本：溫蒂・德萊登（Windy Dryden）博士的《積極生活、征服焦慮的十個步驟》（暫譯，原書名：*Ten Steps to Positive Living, Overcoming Anxiety*）以及亞伯・艾里斯博士的《別讓任何事情壞了你的心情：對，任何事情！》（暫譯，原書名：*How to Stubbornly Refuse to Make Yourself Miserable about Anything: Yes, Anything!*）。達倫・布朗（Derren Brown）的《快樂：一切都沒事》（暫譯，原書名：*Happy: Why More or Less Everything is Fine*）也不錯。把認知行為療法融入生活中後，我的生活真的改變了。我現在已經無法想像沒有認知行為療法的人生。雖然聽起來很宅，但我現在和朋友會辦CBT聚會，吃晚餐、喝酒、搭配CBT。而且這樣很好。我們是在照顧自己、也照顧彼此。

兩種療法一開始都感覺很繁複，但那過程很像在腦中形成一條新的迴路一樣，舊的那條則越用越少、逐漸荒廢。像學一種新語言需要練習、自律和時間，但有一天，一切都會接上，新的迴路就此形成。

舉例來說，我有一個迷信想法：「如果我不幫傑特穿這件包腳衣，我晚上就會睡不著，然後就又會發瘋。」接著不知不覺中，我就看到了自己下輩子都關在裝了防撞墊的牢房裡。

但有了認知行為療法，這個想法變成：「傑特的包腳衣絕對不可能影響我晚上失眠不失眠。這是迷信思考，是不理性的焦慮想法。如果我真的失眠也不代表我又會發瘋，而且我現在的情況也跟之前不一樣了。再說，就算我真的又發瘋，也有辦法忍耐、處理得來的，看我不是都忍到現在了嗎？」一開始會像這樣有點一板一眼，但之後就會習慣了。你完全可以快快樂樂地和你的恐懼並存。雖然無法一夕之間就達成，但是終究能做到。

如何協助新手媽媽

大家想幫忙，但不確定該怎麼幫。我超級無敵幸運擁有這麼多朋友和家人在身邊，但即便如此，有些人、甚至是至親好友、最後都可能是在幫倒忙，讓你的人生更難過。

介入之前，請先理解這是屬於媽媽和寶寶之間的時間。她正在試著站穩腳步、找回她自己，她在試著跟寶寶建立關係，試著馬上愛上她的寶寶，但那些愛的感覺可能需要一段時間才會出現。她在試著適應家裡的新氣氛，已經精疲力盡、手足無措。她很脆弱，她的身體可能還很痛。她手忙腳亂。她在試著調整、試著要同時把自己當女人又當媽媽。她可能甚至會吼叫、破口大罵或哭泣。但都是因為這一切真的太多了。

首先，不請自來是幫不了忙的，除非人家有請你來。

接著，提供各種引發焦慮、自視高明、沒有必要、品頭論足、沒人想聽的建議／評論／故事，大吐以前自己的育兒經驗談，是幫不了忙的，除非人家主動提問。舉例來說：「我之前照顧我的寶寶的時候不是那樣做的，我是這樣做。」

對，但那是你的寶寶，而這是我的寶寶，你是你，我是我。而且，如果我需要你的建議，我會開口。如果所有一切你之前都做過、都知道，那應該知道這件事到底有多麼難。

但你能幫得上忙。你很重要。**所以請把自己當作這位媽媽的史上最佳啦啦隊員，跟著她的直覺走，讓她來為你決定你能怎麼幫她。**請記得，**她是跟著寶寶的需求走，而你則跟著她的走。**

她需要空間，需要支持，需要喘口氣，需要吃飯，需要補充水分，需要盥洗，需要休息。所以，幫她跑趟超市，泡杯茶，洗衣服，幫她的電話充電，做點心，倒垃圾，提醒媽媽她的育兒工作做得真是有夠棒！

但別喧賓奪主。不要代替她做。別讓她懷疑自己。請退一步。看一個人首次嘗試做一件你已經做過上千次的事，可能會很崩潰——我個人就很無法忍受站在雨果背後看他弄晚餐，實在很難克制自己別指揮他該怎樣。但我就直接走出廚房，做點其他事，我就在附近，但並不是像股臭味一樣在他旁邊盤旋不去。結果呢？他廚藝越來越好了！

支持她，關心她，但是不要讓她喘不過氣來；她有你的電話，準備回答問題，但請讓她喘口氣。

如果這位媽媽已經深受產後憂鬱所苦，想理解他們，最好的辦法就是坐下來陪她，握住她的手，告訴她一切都會過去。

- 鼓勵她需要的話就去看醫生。
- 傾聽。認同。安撫。
- 別要求她做任何事。
- 保持耐心——你自己不好時希望人家怎麼對待你，就這麼對待她，溫柔地鼓勵她去梳洗、呼吸新鮮空氣、吃飯或喝水，但別擺出哄騙小孩的語調。保持簡單就好。
- 簡化決策過程——別讓她無法招架。
- 盡可能代替她做行政管理和家務工作。
- 更換寢具，讓室內流通新鮮空氣。
- 溫柔地跟朋友和家人解釋發生什麼事。

- 別讓她感到內疚。
- 別說「開心點吧！」
- 別指揮她該如何感覺。
- 提醒她目前做得很好。
- 告訴她你愛她，提醒她自己是有人愛的。
- 提醒她避開擁擠場所／難搞的人／高強度電視節目／新聞。
- 提醒她別急，需要多久時間才能恢復就多久，而且她並沒有讓任何人失望。
- 好好慶祝任何微小進展。
- 請她告訴你現在感覺如何，如果你覺得擔心，請尋求專業協助與支持，別猶豫。

自我照顧指南

接納：別為了自己無法掌握的事懊惱，別對自己厭煩，接納自己的病。

認知：認知某些人或事就是會讓自己焦慮。可以的話，我會躲開這些，避免產生不好的感覺。這不是逃避，只是在保護自己。

無酒精啤酒：這在那段時間裡非常好用，讓我覺得自己有能力社交，也很「像自己」，同時又能對我的恐懼保有一定程度的控制。反正吃抗精神病藥物時本來就該避開酒精，尤其吃助眠劑時如果喝酒，是非常危險的。

參加支持團體：聽其他過來人的故事，受到其他女性的支持，等到自己可以時，換我支持其他人。知道自己面對這個殘酷的疾病和復原之路並不孤單。我們是少見物種沒錯，但還是有同伴的。

改變：改變自己的觀點，別想靠著不吃藥逞英雄。學著透過好好照顧自己、乖乖聽醫生和專家的話，來當一個負責任的人和家長。我不會要求誰一次拔四顆牙還不能用藥，那我為什麼會想試著不吃止痛藥撐過這段日子？藥不就是為了這個發明的嗎？

關懷：把你的注意力和關懷投注在他人身上，能幫助你自我療癒，讓你覺得生活有意義、有價值。你去公車站，感受一下四周其他人的故事和傷疤，感受他們來自何方、要去哪裡。我們多數人都只是在盡力生活的平凡人。對人好一點。

連結：與其他和自己有類似經歷的人建立連結。有任何創傷經驗的人。雖然可以讀讀其他人的復原故事，但盡量不要把自己的復原過程跟任何人做比較，這樣不是讓自己好起來的正確做法。

面對宇宙：我已經走訪過「帷幕之後」的世界，沒事的，我成功回來了。現在我知道，自己是這個龐大星球上的一個小點，事情不再像以前看起來的這麼沉重或糟糕了。

做菜：睡前翻閱食譜書給我很大的安慰。後來，我從做菜中找到意義：介紹寶寶認識食物。我吃得很不錯，營養很均衡又健康，後來開始邀請朋友來家裡，做菜請他們吃。我建立起自信，肯定自己的創意，也鼓勵自己多與人來往。做菜治好了我想太多的毛病，也提醒我自己是誰。

勇氣：鼓起勇氣，做些勇敢的事，比如把這個故事寫下來和大家分享。我從來沒想過自己會有本「回憶錄」，但現在……。

哭：允許自己感受所有情緒的來去，不要阻擋或迴避任何事。然後為自己的敏感自豪一下。

做好事：而且不為任何理由。當電話另一端的傾聽者，主動關心所有的朋友（就連那些看起來總是沒事的也要），傾聽、慷慨分享自己所擁有的。

吃：規律地一天好好吃三餐，避免自己陷入焦慮的「餓怒」情緒。

教導：教導自己和寶寶，知道好好照顧自己有多麼重要。

同理：那個莫名其妙老愛生氣的掃興咖？我現在會試著多想一下：為什麼他們會這個樣子？人生挺殘酷，有時候會改變一個人和他們對世界的看法。別蔑視這些人，何不試著多了解他們呢？

運動：去感覺自己的心臟砰砰跳著，但不是因為恐慌症發作。聽到自己上氣不接下氣，會讓我覺得自己確確實實活著。我覺得我聽到了自己。還有舉重，感受到自己身體的強壯，能幫助心理強壯。但請不要因為你覺得自己應該運動，就逼自己運動。我知道要移動屁股往健身房去有多困難，尤其是才剛生完小孩或正在吃會讓人增重或昏昏欲睡的藥。慢慢來，走路也算運動。只要動起來出門走走，你就會覺得好一點。

家庭：家人最棒了。依賴他們，總有一天會變成你能照顧他們、回報他們。

漂浮：漂去工作，漂去睡覺，漂到你的沙發去，漂到海灘去，漂去餐廳。

原諒：原諒一切錯誤，原諒自己的病，原諒自己。

朋友：那些一直陪在你身邊的人。現身的人。留下來的人。不批判你的人。不放棄的人。無條件愛你的人。

成長：成長到克服自己的恐懼。人是不是這樣停止害怕床下的怪獸——透過跟真的怪獸交手？

幽默：我得允許自己笑。在自己的故事裡找到幽默之處對我幫助很大。幽默並不會稀釋我經歷過的沉重，但會讓它較好消化。回顧自己狀況不好時做過的一些瘋狂事情，我必須找到其中好笑的一面。我不想要兒子人生的第一年成為黑暗、可怕、痛苦、我談也不想談的一年。笑會感染，笑能釋放壓力、緩和焦慮。我的朋友也能談論、問起這段日子。讓這一切更加人性化。笑是世界上最好的解藥！

仁慈：對自己仁慈。對自己有耐心、別逼得太緊。把自己放在第一順位。別為這為那責備自己。

冥想：對有些人來說效果很好，但我自己覺得不太自在，我會心跳加速、呼吸不順，而且事後反而感覺更差。也許對你來說有效、也許沒效，所以如果不順利也別擔心，別因此覺得自己真的精神狀態有問題。我的冥想完全就是看料理節目和舉重，這樣也算。

正念：我「逼」自己練習正念（透過應用程式、有聲節目和書，對有些人真的有效，那樣也很好），但我覺得這樣反而阻礙了自己的復原速度，有點被困在為病症尋求解方的死胡同裡，後來我才理解，你不一定要從調息應用程式、成人著色本中尋求正念。正念的真諦就只是覺察此刻、活在當下而已。

音樂：音樂在這種時候真的是好朋友。後來，我對音樂的愛終於回來了，而且還比以前更強烈。我突然懂了歌詞的含義，邊聽邊感同身受。我也很享受高聲唱歌的感覺，一點也不在乎我的歌聲聽起來有多像溺水貓叫。而且看著寶寶學唱歌真的很有趣。

負面自動化思維（Negative Automatic Thoughts, NATs）：面對「啟動事件」或「觸發事件」時，我們的大腦會陷入這種慣性自動行為。出現行為和情緒時，你可以馬上捕捉、肯認它們，然後挑戰它們。把你「堅信」的想法拿來和現實對照驗證。以下都是常見的負面自動化想法：

- **災難化思考**：「要是」／腦內小劇場／負面思考／騙自己的大腦相信會發生最糟的結果或未來無望，比如：失去摯愛與家人；被關進收容所單獨隔離；失去一切；死掉。與其去想「**要是**」，不如試試思考「**實際上是？**」換句話說，與其一直鑽牛角尖害怕發生最糟情況，倒不如專注於現在，還有事件或困難本身。很可能你在腦袋裡建構出來的那些最糟情況，機率其實都非常低，甚至根本不可能，這樣的話，你只是在拿想像力白白嚇自己。基本上，如果那件事並非事實，就忽略它吧。
- **向人再三確認**：一再向朋友、家人和專家尋求確認，不僅自己很累，周遭的人也是，而且完全沒意義。即便你從別人那裡得到確認了，你還是會質疑他們，而且他們永遠都無法給你真正想聽到的答案，沒辦法給予你所需要的保證，因為他們自己也不知道，所以不論怎麼回答，永遠都不夠，你也會因此不滿足、不信服，因而更加焦慮。向他人尋求保證也許短期內能讓你放鬆，但並非解決辦法。如果你發現自己有這種行為，可以這麼做：就是別再問了，然後終有一天，你能擺脫這個習慣。更何況，你並不需要確認什麼，你自己能向自己保證。

- **迷信思考：**這個行為基本上就是停止，不管你去「摸」什麼木頭，都不會有任何幫助的。如果你受強迫症所苦，請找精神科醫生尋求專業建議（認知行為療法對強迫症也有效）。
- **負面分析和自責：**拆解過去、一再解構自己的人格，最後得出結論，認為自己不知怎地就是該被責備。不如試試挑戰這個結論：有什麼證據可以支持嗎？為什麼把你過去人生中所有良好、誠實且健康的思維、反應和行為都給忘光了？之前發生壞事但並沒有以精神病和災難作結的時候，又是怎麼樣呢？
- **非黑即白思維：**如果你那天過得不好或失序，別直接歸結為自己為了復原所做的努力都已白費。反過來試著挑戰這種非黑即白的想法。日子有好有壞，但那不代表人生也會跟著好或壞，你也不會因此而好或壞。
- **挫折容忍力低：**過度高估「威脅」的強度、又低估你的應變能力時，就很可能會有問題，各方面都是。請提醒自己，你是個堅強又有韌性的人，你處理得來的。
- **自憐：**好好看一下自己有多厲害！把自己的事當作過來人的故事，而不是惦記著生病把你的什麼給搶走了。你從中得到了什麼呢？學到什麼？（事實上，這種思考模式對我來說超級正面有效，甚至讓我不哭了。）

• **正面思考：**正面思考有可能放大焦慮行為。只因為你「告訴自己」一切都沒事，並無法保證一切真的就會沒事；這比較像是為自己預設失敗，然後再想著都是你「一語成讖」。試著保持理性，把你自己能掌握的部分做好，做到最好。試著保持彈性與心胸開放。

拒絕：而且要說出來！排除所有多餘的壓力、期限、緊張、緊繃、承諾和不必要的責任。指定人幫你代勞。拒絕接受多餘案件工作，除非你不能不做、或真的想做。要知道遲到、取消或擇日再赴約，都是沒問題的。除了對家人和自己好的事之外，其他通通推遲，沒有什麼好丟臉的。你就慢慢來、放輕鬆，先待在自己熟悉的地理環境中就好。這樣就夠了。你得弄清楚對你來說多少是夠了，然後比這多的，就要學會說不。摸清自己的極限在哪，然後堅守底線。所有事都能之後再做。

主導：你的病、你的復原，由你做主。

氧氣面罩：把自己的健康放在第一位並不自私，也不代表你是個糟糕的家長。想想飛機上的氧氣面罩——機上指示都是要你先幫自己戴好，再幫小孩戴，因為如果你連幫助自己都做不到，又要怎麼幫他們呢？

耐心：復原不是在比賽，而是一個過程，而且不是線性的。慢慢來、穩住腳步。

觀點：一切都變了，變得更好。我現在是個更好的媽媽、更好的女友、更好的朋友、女兒、姐姐。我工作做得更好了。能處理日常生活。一切都是因為生病的關係。我現在有更深刻透徹的了解，也更懂得欣賞與感激。對生活感激。當然，好，永遠都還能再更好一點點，但差，則能差得有如地獄，我只想要自己現在已經擁有的這些。而且，我相信，能在人生和育兒道路上這麼早就體悟這件事，真的是福氣。

玩耍：陪寶寶玩耍！不是每個人在脫離創傷時，都能順手帶走一隻超棒的小蠢蛋，等著你陪他一起玩。

Podcasts：聽聽他人的生活，體悟原來每一個人的生活中都有著曾經、正在、或即將改變他們的事件，也在其中尋求安慰與希望。「Blind Boy」介紹認知行為療法的 Podcast 對我很有用，內容非常誠實、有趣和坦白，很適合邊用耳機聽邊運動，幫助我重拾晚上自己繞著公園跑步的習慣。

自在閒晃：耍廢一天是沒問題的。不是每一天都得很忙，塞滿各種活動、收發email和完成一長串的待辦事項。我們一家人都很愛待在家，陪伴彼此做各自的事。那感覺很讓人放心而平靜。

排出優先順序：好好把事情排出先後順序，你就會知道哪些才是真正重要的。我在意家裡一團亂嗎？才不呢。

接觸他人：我在這段歷程中交了一些新朋友，一些願意付出、和我談論這些事情的朋友。

分享：分享我生病、復原的過程。

簡化：我以前很習慣把事情弄得無謂地複雜，但我不需要當超級女英雄。好好當自己，在可以的時候，做自己該做的，就夠了。如果做不到，也沒關係。

慢下腳步：某些時候，我得真的在街上停下腳步，只為了深吸一口氣，因為那時的自己正像個手拿斧頭的連續殺人犯一樣，憤怒蹬步往超市去，只為了幫寶寶買顆該死的蘋果。

談論：談論自己的精神疾病，就是在揭露它的原貌——激素、神經、情緒、想法、感受、習慣、行為、模式、循環、賀爾蒙。你知道我透過談論這些，拉近了多少我和家人與朋友間的距離與關係嗎？我什麼都能談，大家也會和我討論。我的生活因此更加精采，我懂得更多了、也變得更豐富充實。參加派對時，與人的對話不再枯燥無趣，再也不尬聊了。我就是坦蕩蕩、大聲地活著。友誼就是這麼來的，而且也許哪天，你會因為實在太常談論這些，搞到連自己都覺得無趣了，然後自然而然想要往前看，人生會一如往常地把你帶向新的方向。

按照自己的節奏：停藥時能多慢就多慢，不要急，復原之路沒有盡頭。放心按照自己的節奏，一步一步慢慢來。

電視：黑夜裡的好朋友。

茶：對！真正的茶！

理解：盡力理解自己的病、遇到的狀況，而且不為其害怕。

寫作：在我還小時，文字就一直支持著我。有了筆，我就有辦法試著消化這亂七八糟的事件，而我相信它是一個與愛有關的故事。而現在，我以作家身分重回崗位後，我在尋找自己的身分。能相信自己的頭腦和直覺，是很幸運的事。我又能待在自己快樂又安全的想像天地裡了，在那裡的時光總是令人享受，做著白日夢，想著、編著一個個新故事。我擁抱一切，連黑暗的部分也一起。光是把這些寫下來，就已經拯救了我的生活，而我相信我的復原這麼迅速又穩定，也歸功於此。多年前的女人要是敢把這些事寫出來，有可能不被罵是女巫、或丟進精神病院嗎？大概不可能吧。我也為了她們而寫！

說好：對新事物、刺激的事、以前嚇壞我的事通通說好！這就是鬼門關前走過一遭的好處，整個大解放！比起以前，我現在實在太享受人生了。對於自己在地球上的位置，我感激萬分。

睡覺：睡，越多越好！

寶寶：寫到這裡時，寶寶醒來，用他藍色的大眼睛盯著我，我也盯著他。寶寶，也許有天你會翻開這本書。也許你會說，「我愛妳」，也許你會說，「媽，我並不會拿這些事情怪妳，不是妳的錯。」我想把這本書獻給你，真不敢相信我創造了你。其實，仔細想想，**我並沒有創造你，是你，造就了我。**

協助資源哪裡找

產後精神病是緊急事件。所以，有緊急危險時請別猶豫，趕快掛急診、或打一一九。如果情況並不危急，但是你或某位至親好友正在受苦，請和你的全科醫師聯絡。如果醫生（當天）無法為你看診，但你又需要協助，請打一一九，或你所屬縣市的緊急服務專線、急診專線。如果身處緊急狀況，或非常可能出現立即危險，請打一一九叫救護車。

如果醫療專業人員表示你沒有產後精神病、或其他更嚴重的病，但你的症狀依然持續、甚至惡化，請再回去看一次醫生，或找其他可信賴的醫療專業人員提供第二意見。回頭看診是沒問題的。病症有可能很難察覺。回想起來，我那時大概也藏得很好吧！

目前我們對這個病所知甚少，但還是有些協助資源，例如「Action on Postpartum Psychosis」這個組織，他們的社群平台（https://www.app-network.org/）很有幫助，很多團隊裡的成員本身就是過來人，或曾經近距離了解這個病症。如果你或身邊有人也與本書中的症狀相符，但並不是源自生產，可以參考 www.mind.org.uk 這個網站。

（編注：台灣讀者可參考行政院衛生署安心專線〇八〇〇—七八八—九九五，諧音為「請幫幫，救救我」，提供二十四小時免費心理諮詢服務。或是搜尋所在地區的「心理衛生中心」，獲得較為即時的評估與協助。）

你並沒有在浪費誰的時間。雖然你可能覺得自己的憂鬱微不足道，看起來「沒怎樣」，但安全第一，勿留遺憾。這不是你的錯，不是你自找的。你並不失敗。並沒有人受不了你了。這不羞恥、不罪惡，誰都可能碰上。**尋求協助並非軟弱，而是一個人能做的最勇敢的事。有一天，也許你能夠像當初別人幫助你那樣，幫助其他人。**

孩子，我好想成為你最好的媽媽

一個母親最希望被聽見的心聲，一段從產後憂鬱復原的旅程

原文書名／What Have I Done?: An honest memoir about surviving postnatal mental illness
作　　者／蘿拉・杜奎爾（Laura Dockrill）
譯　　者／簡萓靚
企劃選書／黃鈺雯
責任編輯／黃鈺雯
版　　權／黃淑敏、吳亭儀
行銷業務／周佑潔、林秀津、黃崇華、劉治良、賴晏汝

總 編 輯／陳美靜
總 經 理／彭之琬
事業群總經理／黃淑貞
發 行 人／何飛鵬
法律顧問／台英國際商務法律事務所
出　　版／商周出版　臺北市中山區民生東路二段141號9樓
電話：(02)2500-7008　傳真：(02)2500-7759
E-mail：bwp.service@cite.com.tw
發　　行／英屬蓋曼群島商家庭傳媒股份有限公司　城邦分公司
台北市104民生東路二段141號2樓
電話：(02)2500-0888　傳真：(02)2500-1938
讀者服務專線：0800-020-299　24小時傳真服務：(02)2517-0999
讀者服務信箱：service@readingclub.com.tw
劃撥帳號：19833503
戶名：英屬蓋曼群島商家庭傳媒股份有限公司城邦分公司
香港發行所／城邦（香港）出版集團有限公司
香港灣仔駱克道193號東超商業中心1樓
電話：(825)2508-6231　傳真：(852)2578-9337
E-mail：hkcite@biznetvigator.com
馬新發行所／城邦（馬新）出版集團
Cite (M) Sdn Bhd
41, Jalan Radin Anum, Bandar Baru Sri Petaling,
57000 Kuala Lumpur, Malaysia.
電話：(603)9057-8822　傳真：(603)9057-6622　email: cite@cite.com.my

封面設計／張巖　內文設計暨排版／無私設計・洪偉傑　印　刷／韋懋實業有限公司
經 銷 商／聯合發行股份有限公司　電話：(02)2917-8022　傳真：(02) 2911-0053
地址：新北市231新店區寶橋路235巷6弄6號2樓

ISBN／978-986-5482-26-8
定價／400元

城邦讀書花園
www.cite.com.tw

國家圖書館出版品預行編目(CIP)資料

孩子，我好想成為你最好的媽媽：一個母親最希望被聽見的心聲,一段從產後憂鬱復原的旅程/蘿拉.杜奎爾(Laura Dockrill)著；簡萓靚譯. -- 初版. -- 臺北市：商周出版：英屬蓋曼群島商家庭傳媒股份有限公司城邦分公司發行, 民110.04
面；　公分
譯自：What have I done? : An honest memoir about surviving post-natal mental illness
ISBN 978-986-5482-26-8(平裝)

1.產後憂鬱症

417.383　　110002868

2021年（民110年）4月初版

商周出版

104台北市民生東路二段141號2樓
英屬蓋曼群島商家庭傳媒股份有限公司　城邦分公司

請沿虛線對摺，謝謝！

商周出版

書號：BO0326	**書名：**孩子，我好想成為你最好的媽媽	**編碼：**

請於此處用膠水黏貼

商周出版

讀者回函卡

感謝您購買我們出版的書籍！請費心填寫此回函卡，我們將不定期寄上城邦集團最新的出版訊息。

不定期好禮相贈！
立即加入：商周出版
Facebook 粉絲團

姓名：＿＿＿＿＿＿＿＿＿＿＿＿＿＿＿＿ 性別：☐男 ☐女

生日：西元＿＿＿＿＿年＿＿＿＿＿月＿＿＿＿＿日

地址：＿＿＿＿＿＿＿＿＿＿＿＿＿＿＿＿

聯絡電話：＿＿＿＿＿＿＿＿ 傳真：＿＿＿＿＿＿＿＿

E-mail：

學歷：☐ 1. 小學 ☐ 2. 國中 ☐ 3. 高中 ☐ 4. 大學 ☐ 5. 研究所以上

職業：☐ 1. 學生 ☐ 2. 軍公教 ☐ 3. 服務 ☐ 4. 金融 ☐ 5. 製造 ☐ 6. 資訊
☐ 7. 傳播 ☐ 8. 自由業 ☐ 9. 農漁牧 ☐ 10. 家管 ☐ 11. 退休
☐ 12. 其他＿＿＿＿＿＿＿＿

您從何種方式得知本書消息？

☐ 1. 書店 ☐ 2. 網路 ☐ 3. 報紙 ☐ 4. 雜誌 ☐ 5. 廣播 ☐ 6. 電視
☐ 7. 親友推薦 ☐ 8. 其他＿＿＿＿＿＿＿＿

您通常以何種方式購書？

☐ 1. 書店 ☐ 2. 網路 ☐ 3. 傳真訂購 ☐ 4. 郵局劃撥 ☐ 5. 其他＿＿＿＿

您喜歡閱讀那些類別的書籍？

☐ 1. 財經商業 ☐ 2. 自然科學 ☐ 3. 歷史 ☐ 4. 法律 ☐ 5. 文學
☐ 6. 休閒旅遊 ☐ 7. 小說 ☐ 8. 人物傳記 ☐ 9. 生活、勵志 ☐ 10. 其他

對我們的建議：＿＿＿＿＿＿＿＿＿＿＿＿＿＿＿＿

【為提供訂購、行銷、客戶管理或其他合於營業登記項目或章程所定業務之目的，城邦出版人集團（即英屬蓋曼群島商家庭傳媒（股）公司城邦分公司、城邦文化事業（股）公司），於本集團之營運期間及地區內，將以電郵、傳真、電話、簡訊、郵寄或其他公告方式利用您提供之資料（資料類別：C001、C002、C003、C011 等）。利用對象除本集團外，亦可能包括相關服務的協力機構。如您有依個資法第三條或其他需服務之處，得致電本公司客服中心電話 02-25007718 請求協助。相關資料如為非必要項目，不提供亦不影響您的權益。】

1.C001 辨識個人者：如消費者之姓名、地址、電話、電子郵件等資訊。
2.C002 辨識財務者：如信用卡或轉帳帳戶資訊。
3.C003 政府資料中之辨識者：如身分證字號或護照號碼（外國人）。
4.C011 個人描述：如性別、國籍、出生年月日。

請於此處用膠水黏貼